SEIKO ITO × GAINEN HOSHINO

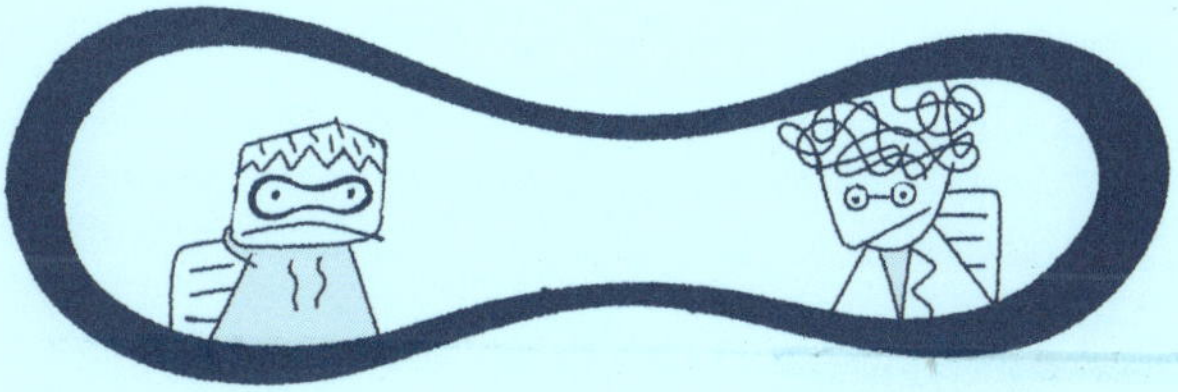

ラブという薬

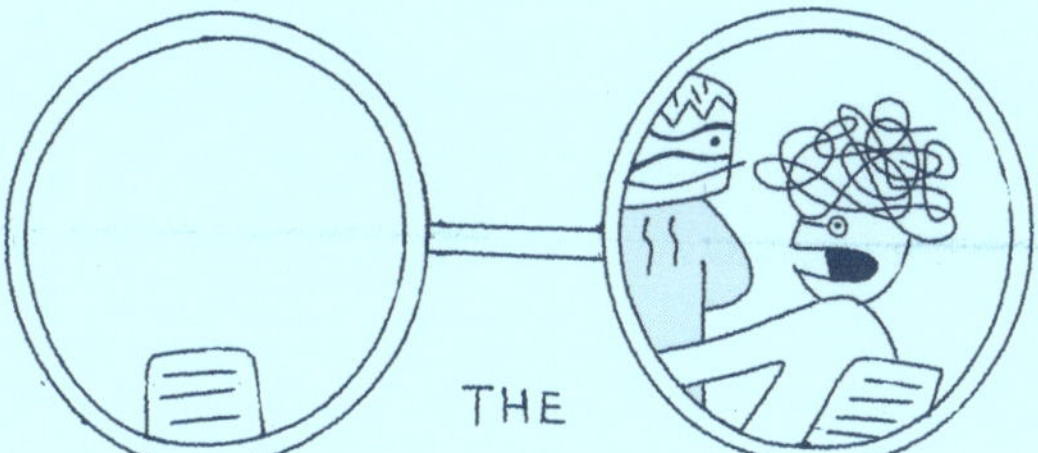

THE MEDICINE CALLED "LOVE"

LITTLE MORE

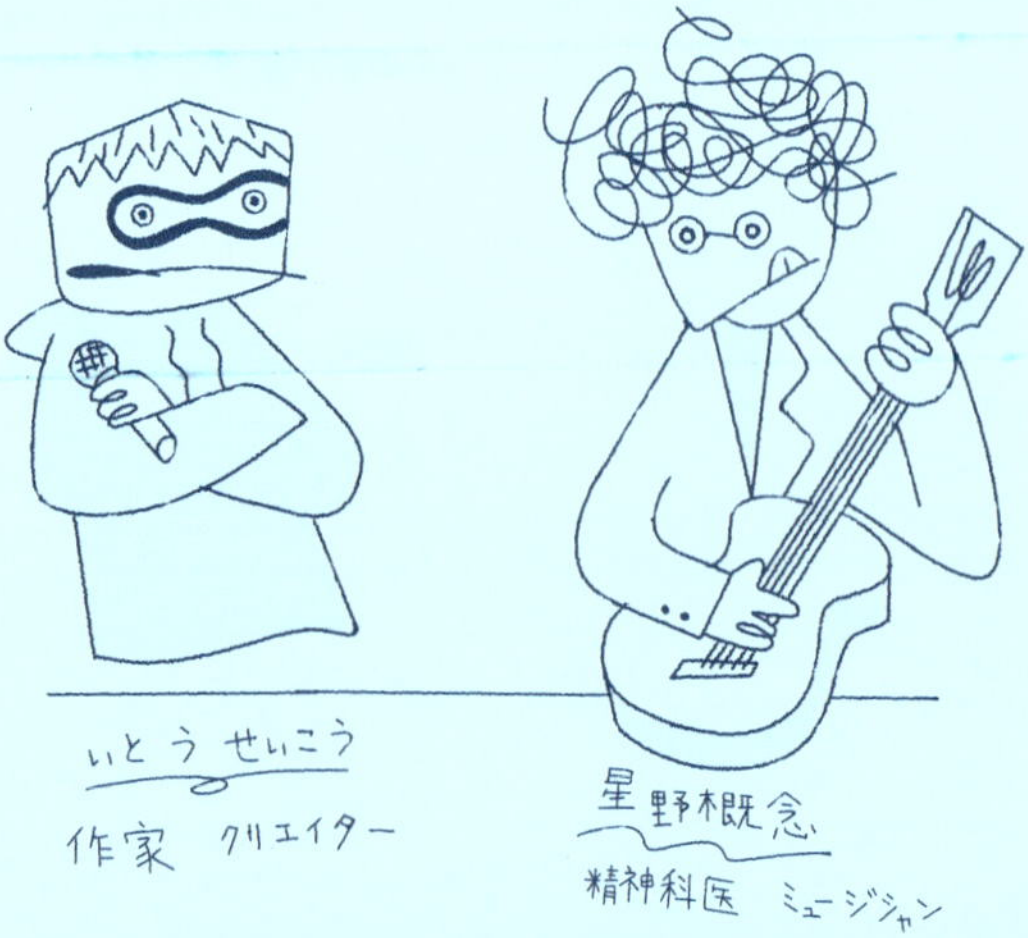
いとう せいこう
作家 クリエイター
星野概念
精神科医 ミュージシャン

ラブという薬

はじめまして、星野概念です。

僕は医師となったあと、しばらく音楽活動に専念していた時期がありました。しかし、学生時代から夢をかけて活動していたバンドは、なかなかうまくいかず、やがて解散。その後、常勤医となりました。現在は総合病院の精神科で精神科医として働いています。ただ、バンド時代からの様々なご縁で、今でも音楽の仕事を頂くことがあります。僕にとって、少しでも音楽に携われるということは、混沌としていた20代を否定しないためにも大切にしたいことです。そんな音楽の仕事の中で、僕が高校時代にシティボーイズを知って以来のスターであるいとうせいこうさんと、僕と同い年の三浦康嗣、村田シゲという気の合う男たちで構成される口口口《クチロロ》のライブサポートは、特に面白い現場の一つです。

数年前にラフォーレ原宿で開催されたクリスマスイベントに口口口が参加したときのことです。全員でサンタクロースのコスプレをしたのですが、赤い帽子と白いヒゲをつけたいとうさんは、まったく同じいでたちの僕に向かって突然、「ちょっと今度カウンセリングに行っていいかな」と言いました。この本でも触れていますが、そのときは「これは高度なギャグなのか」と思ってしまいました。だって、それまで何度か□□□のサポートはしていましたが、いとうさんとは現場以外でお会いしたことがなかったし、演奏に必要な会話以外はほとんどしたことがありませんでした。急すぎます。しかも、帽子とヒゲとメガネで表情もほとんどわからない。でも、わからないからこそツッコミを入れるわけにもいかず、ひとまず「わかりました」と答えました。

後日、診察室でお会いして、問診でいろいろな話をうかがいました。友人や知り合いは診療しないのが原則ですから、継続するかどうかは非常に迷いました。ですが、それまでにプライベートでの接点はなかったことと、□□□のライブの本数の驚異的な少なさから、診察室での関係は維持できると考えて、再診の予約を設定することに決めました。それからは定期的に通院してもらい、時には余裕もでてきて世間話などもするなかで、ある日またもや突然「対談の本を出したい。タイトルは『ラブという薬』。出版社も構成してくれるライターも決まってる。ていうか今思いついた」といとうさんが言うのです。内心、「今思いついたということは、出版社もライターさんも決まっているわけではないいな」と思いました。でも、確かいとうさんの小説家デビュー作『ノーライフキング』も、あるとき発想が「降りてきた」はずだったので、そういう大きな実績のある人の思いつきを安易に止めてはならないとも思い、そのときは「ほぉ～」なんて言いながら対談の話はフワフワさせたままにしました。でも結局は、2017年の前半に対談が始まり、こうしてかたちになったのですから、驚きです。まるで診療のような二人の話を公開してしまおうとは、いとうさんも大胆だと思います（医師には守秘義務がありますが、今回は二人で同意の上、本にしました）。

本当に様々なことを話しました。1行で表現できるようなスパっとしたメッセージはありませんが、じんわり感じてもらえたらいいなと思います。この本は初めて自分の名前が著者の枠に刻まれた本です。初めての本は「曖昧なことの大切さを、曖昧な感じで言えたらいい」と夢想し続けてきたのですが、まさか1冊目で、まさにそういった雰囲気になるとは思っていませんでした。

精神医学、心理学に関する話題は、できる限りわかりやすく伝えるように心がけました。未熟さゆえの偏りもあるかもしれませんが、疑問を抱くことで、専門書に触れる入り口になるかもしれない、と前向きに考えています。もちろん僕は、今後も地道に研鑽を続けます。

さて、この『ラブという薬』。初めて聞いたときは、「なんてタイトルだ！」と驚愕しましたが、話し終えた今、その絶妙さに脱帽しています。この本はまさに、いとうさんと僕からの処方薬です。読後、「うまいね！」とつぶやきたくなっているといいな。ぜひ楽しんでください。

星野概念

怪我なら外科、
辛い気持ちなら精神科。
行ってみよう

その1

診察室の話をみんなに伝えたかった

「MCとサポートギタリスト」から「患者と主治医」へ

いとう　とうとうこの日が来たね。診察室の外で、公開を前提に星野くんと話したいという俺の願いが、ついに実現しました。

星野　このたびはオファーをありがとうございます。最初に「対談しようよ」と言われたときは、びっくりしたし、今もわりと緊張しています。いとうさん、そもそもなんで僕と対談したいと思ったんですか？

いとう　そりゃもう、診察室で話してることが面白いから。星野くんと話してると、自分自身のことも、この社会のことも、どんどんクリアになっていく感覚があって、それをみんなと共有したかった。あとは、精神医学とかカウンセリングってこんな感じなんだよってことを、世間にわかってほしかったっていうのもある。

星野　ああ、そういうことだったんですね。

いとう　うん。患者と主治医が病院以外の場所で長時間喋ってる、ってかなり珍しいけど、そうする必要があると思ったんだよ。

星野　そうですね。これはかなり珍しい試みだと思います。

いとう　しかも、俺にとって星野くんは、精神科医である前に俺が所属しているバンド□□□《クチロロ》のサポートメンバーでもあるし。

星野　自分で言うのもあれですけど、主治医でありバンドメンバーでもあるこの状況ってなんなんですかね（笑）。

いとう　変だよね（笑）。でも、音楽を通じて星野くんと出会えたことが、俺にとってはすごくよかった。最初から「精神科医です！」って感じで来られたら、距離を取っちゃってたかもしれない。

星野　ああ、知らない人からするとそういうものかもしれないですね、精神科医って。

いとう　うん。で、星野くんのカウンセリングだったら受けたいなと思って、月に一度通うようになってから、もう2〜3年になるよね。星野くんの勤め先が変わったら俺もついて行って。

星野　初めていとうさんからカウンセリングに行きたいって言われたとき、僕たちサンタのコスプレをしてたんですよ（笑）。ラフォーレ原宿のクリスマスのイベントかなんかで、□□□のみんなでライブをやることになっていて。楽屋でサンタの格好したいとうさんから「今度カウンセリング行っていい?」って言われたんですけど、正直「なんだこれ?」と思いました……高度なギャグなのかなと（笑）。

いとう　シティボーイズのコントみたいなシチュエーションだもんね（笑）。これはあとでわかったことなんだけど、星野くん、シティボーイズのコントを全部見てるんだよね。

星野　僕、シティボーイズで育っていますからね！　本当に全部見ていて、大竹（まこと）さん、きたろうさん、斉木（しげる）さん、3人と一緒にコントをするいとうさんのことも大好きでした。でも、診察室に入ったらそれは関係ない。とりあえずファンであることは忘れて、お話をうかがってみようと考えていました。

いとう　そうだったのか。

星野　ええ。僕が診察室外の自分を引きずったお話しかできないようだったら、担当を外れようと思っていたんです。基本的に知り合いは診るべきじゃないと言われているんですよ。相手が親しい人だと、診察のときに、診察室外の自分から切り替えをするのは難しいことなので。ただ、いとうさんとは音楽の現場でご一緒していたとはいえ、ものすごく親しかったわけではなかったから、違和感なく切り替えができました。

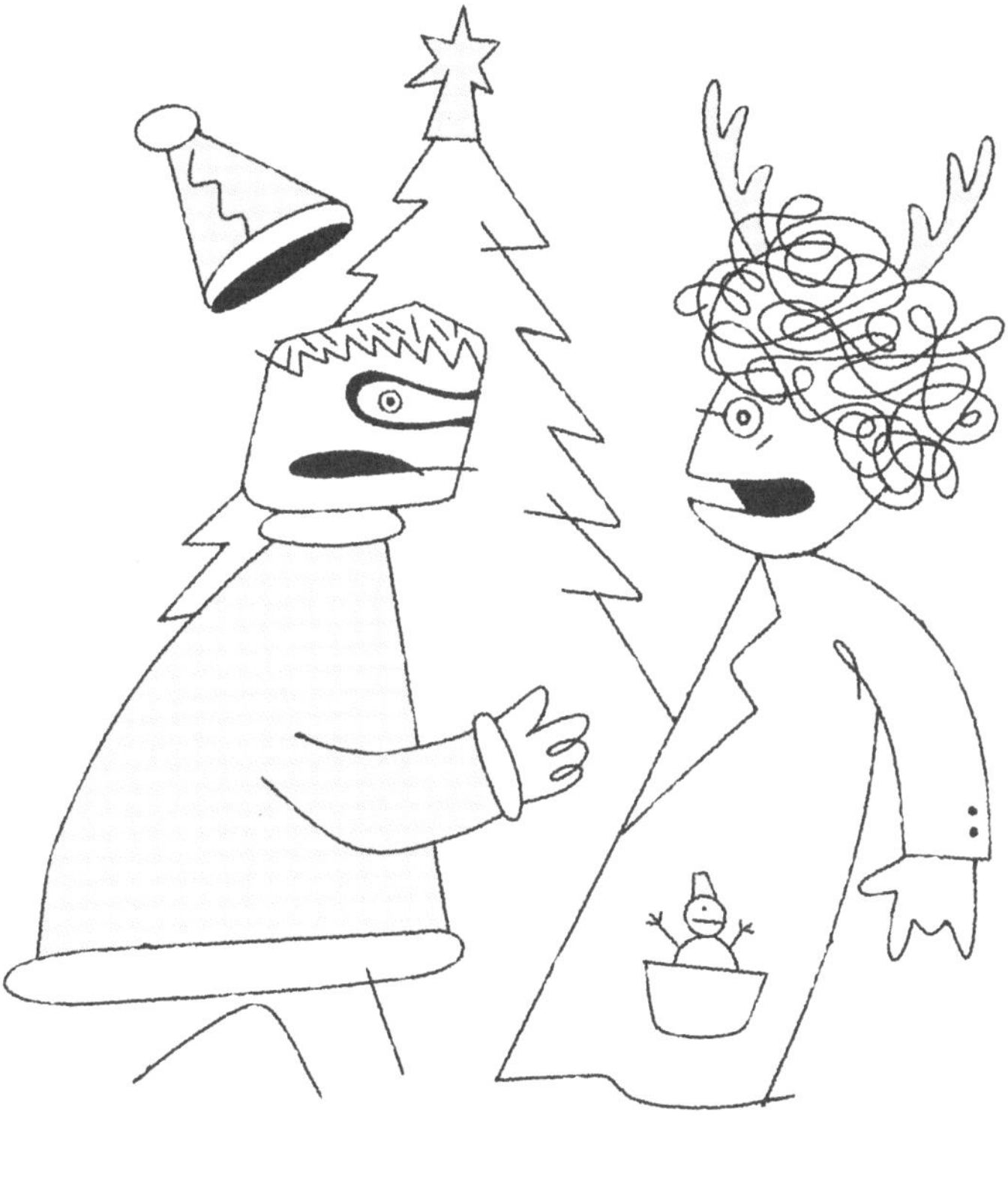

いとう　俺はなかなか人に弱音を吐かないタイプで、自分の中に抱え込んじゃうんだよね。だから、これまでカウンセリングを受けようと思ったことなんてないし、今回が初めてなんですよ。星野くんに話せてないこともまだまだある。

星野　そうなんですね。でも、僕たちがもっと仲良くなってから担当してほしいと言われていたら、僕の師匠を紹介します、とか、そういうことになったかもしれないですよ。

いとう　仲良しすぎなかったから、今があるというわけだね。

星野　はい。

いとう　俺が星野くんを精神科医として意識したのは、□□□のリハーサルで、「00:00:00」っていう曲をやったとき。これは俺のｉＰｈｏｎｅから時報を出して、それとまったく同じテンポで全員が演奏を始めるっていう曲なんだけど、いつものように「１１７」に電話したつもりが、間違って「１１９」にかけちゃった。それで「あっ！」と思ってたら、星野くんがぎゅーんぎゅーんとギターを調弦しながら、「いや、まぁ、そういうことには理由があるもんですよねー」って言ったんだよ。つまり、俺が無意識的に救急車を呼ぼうとしていた可能性があるって指摘されたわけだよね。「すごいこと言うなぁ、星野くん！」って思った。その当時、俺は精神的な危機を迎えていたから、余計に納得するところがあった。それで、この人は信用できる、と思ったんだよ。

星野　僕は覚えてないんだよなあ……。

いとう　えー！　リハスタ（リハーサルスタジオ）で話したじゃない！

星野　あっ、リハのときですか。うーん、全然覚えてないですね。

いとう　ちょっと待ってよー（笑）。とにかく、俺としては、119のことが大きかったんだよ。星野くんに言い当てられたなぁと思って。やっぱり精神科医って人間観察力が違うのかなぁって思うじゃない？

星野　あ、思い出しました。「無意識的に119番を押しちゃったのでは？」みたいなことを言ったかも。

いとう　そうそう！　それそれ！　やっと思い出してくれた（笑）。117を119と間違えるのは、フロイトの『精神分析入門』で言うところの「錯誤行為」だよね。言い間違いや読み間違いは単なる不注意じゃなくて、何か意味があるんだっていう。俺、さっきも言ったけど、本当に隙を見せないタイプでしょ。でも、星野くんに言われて、隙を見せていないと思ってるのは自分だけで、実は丸裸だったのではないかと思った。

星野　「錯誤行為」なんて、またマニアックな……（笑）。

いとう　それで星野くんのところに通うようになったわけだけど、俺はこれまでカウンセリングを受けた経験がなかったから、やっぱり自分がどういうふうに変わるんだろうってことにすごく興味があった。

星野　今では、「カウンセリングを受けてるんです」ってことを、もっと公に言いたいっていう気持ちもあるんだよ。精神科とか心療内科に通ってる人って、「言ったら恥ずかしい」とか「変な病気になったと思われる」とか思いがちでしょ。そういうふうに思ってしまって、なかなか病院に行けない人は、少なくないと思います。すごくもったいないことですけど。

体の傷なら外科、心の傷なら精神科や心療内科。シンプルな話

いとう　モノを作って生きていると、精神的な危機って人生で何度かあるものなんだよね。詳しい中身は言えないんだけど、俺にも危機が訪れたことがあって、そのときに「そういうときはカウンセリングを受けるといい」と言ってくれた人がいたんだけど、できなかった。俺は暗く考えるとか、突き詰めて考えすぎるとか、そういうところがあるんだけど、なんせ人に弱音を吐けないから、カウンセリングに行けなかったんだよね。

たとえば、キリスト教圏には、告白、告解という文化が根付いている。教会に行って、仕切りの向こう側にいる姿の見えない司祭に自分の罪を話すわけだけど、日本では一般的じゃないよね？　日本の場合は特に、なぜ弱音を吐くんだ、なぜ我慢しないんだ、っていうふうに自分でも思いがちだし、他人にも思われがち。だから、いざカウンセリングを受けても、他人にうまく話すことができない。でも、最初はそれでいいんだよね。

星野　そうですね。僕は海外に住んだことがないので、実際の海外の方々がどう考えているかはわかりませんが、こと日本においては、今いとうさんがおっしゃったように、精神科に通ったりカウンセリングに行ったりすることが「恥」として認識されているじゃないですか。「あいつ、カウンセリング行ってるらしいよ」「マジ？」みたいな。

いとう　俺もその考え方で教育されちゃったんだと思うんだよ。親を見て、「あの人は寡黙でいい父親だな」とか、「お母さんは、あんなにやらなくてもいいのに、いつも喜んで人の世話をしているな」とか思って、弱音を吐かないことを是としている。もし、その人たちがカウンセリングに行くとなったら、「そんな弱い人だったっけ、お父さん？」なんて言って、止めちゃうかもしれない。もちろん、そういうことを言うのはすごくいけないことだって、今はもうわかるんだけどさ。

星野　もう我慢することを重んじるのはやめたんですね。

いとう　そうそう。そうなってからの俺は、知り合いに悩みを相談されると、「カウンセリングを受けてみたらいいんじゃないの？」って言ったりするんだけど、「べつに病気じゃないから！」って怒られちゃったりしてさ。ああ、やっぱりこういう考え方はものすごく根強いんだなと思うよ。

星野　でも、怪我したら病院に行くように、落ち込んだら、すぐ相談に行けばいいと思うんですよ。だって、怪我の専門家は、外科医だし、心の傷の専門家は、精神科医やカウンセラーなんですから。でも心の傷を治療してもらうことは、少なくとも日本では恥だということになっていますよね。そうすると「精神科に行こうとしている自分はダメなんだ」って思い込んで、どんどん悪循環になっていく。

いとう　胃の調子が悪いから内科に行くように、不安なことがあったら精神科の人に相談してみるっていうことが、ふつうにあっていいよね。

星野　本当にそうですね。

いとう　それがないから、最終的に「差別の問題」になってしまうんじゃないかと思う。だって、心を病んでいる人に対する差別や偏見って、実際にあるじゃん。たとえば、誰かが保険に入ろうと思ったら、「眠れない」とか「薬もらってる」とか言っちゃダメなんだよね。でも、眠れないってだけで保険に入れないなんて、よく考えたらおかしな話だよ。

星野　確かに眠れないくらいで差別されるのは厳しすぎますよね。

いとう　不眠以前の、もっと些細なことでも、病院に行っていいと思うんだよね。たとえば「なんで俺はこのことに対してこんなに苛立っているんだろう」と思ったときに、これは俺の思考に癖があるからかもしれないぞ、と気づくとする。でも自分では治しようがない。友達に言ったって、思考の癖なんか治してくれるわけがないし、もしかしたら癖なんかじゃなくて、俺の思考が正しいかもしれないしさ。そういうふうに、なんかよくわかんないな、って思うときは、本当は病院行くべきタイミングなんだよね。

星野　まあ、それは今だからわかるんだけど。悩んでいる最中は、悩みで頭がいっぱいで、なかなか冷静な判断はできませんよね。

いとう　うん。でも、今は星野くんの患者だから、些細なことでもすぐ言えていいんだよね。「この頃なんかまたイライラしてて」と言うと「どういうことですか?」と訊かれるからさ、「いや、簡単なことなんだけど、否定された感じがするんだ」って言える。

「それってこういうことですか？」とかって図にしながら話を聞いてもらうと、「そうそう」って感じで、すごく客観的になれて、途中で「あっ！」って気づくんだよ。これ俺の癖だ、また同じことやってる！って。そうやって、自分のことを、他人のことのように客観視した結果、「何かが解けた」と思うわけ。目の前がパッと開けて、ちょっと明るくなるっていうか。たとえば「なんか食べたいんだけど」って食堂に入ってさ、「あなた今これが食べたいんじゃないですか？」って出してくれるレストラン、ないでしょ？　でも、カウンセリングに行くと、そういうことが起こるの。

いとう　いとうさんは、多分ですけど、普段からご自身のことをたくさん考えていらっしゃるので、かなり勘がいいというか、途中で気づいたり、納得されたりします。だから僕から「こうしたほうがいいですよ」みたいなことは、基本的に言わないですよね。

星野　ああ、言われたことないかも、そういえば。

いとう　あくまで患者さんに気づいてもらうほうがいいんですよ。というか、自分自身で気づいてもらわないと、患者さんのモチベーションが上がらないんですよね。「こうしたほうがいいですよ」って医師に言われてやったけど、言われてやってるだけだよな、っていう感じよりも、「ああそっか、こういうふうに考えてみよう」って自分で思いついたほうが、自発的なものになるのでいいんです。そうなるために、僕らも心の仕組みについて学んでいますしね。

僕も、もやもやしているときは、自分でカウンセリング的なことをやったりもするんですよ。図を描いたりしているうちに、「ああ、こういうことだったのか」とか「こことここのつながりはこういうことだったのか」と気づいていくんです。

いとう　自分で自分をカウンセリングするんだね。

星野　はい。それでスッキリすることもけっこうありますね。やはり自分の胸の内をある程度自分で把握していくことは大事です。

いとう　それには、やっぱりカウンセリングが一番いいの？

星野　そうですね。時間はかかりますが、自分の心の扱い方を知るにはカウンセリングは有用だと思います。

「サイコエデュケーション」というこの本の可能性

星野　ところで、一般的にカウンセリングというと一対一のイメージがあると思うのですが、心理療法〈※1〉の中には集団で行う「集団療法〈※2〉」というものもあるんですよ。その中に「心理教育」とか「サイコエデュケーション」とか言われるものがあります。これは集団に対して、心理学的な問題の対処法を教えるというものです。患者さんやご家族だったり、学校の生徒だったり、地域の人だったりと様々な集団に集まってもらって、心が辛いときにどうしたらいいか、とか、辛い人はどのように辛いのか、とかいうことを共有してもらいます。共有していれば、辛い人にアドバイスできたり、思いやりが生まれたりするじゃないですか。いとうさんが辛いときに精神科に通院をして、それが良い働きをしていると、たとえばツイッターでつぶやくのは、ある意味「サイコエデュケーション」になっていると思います。

いとう　俺が胸のうちをオープンにすることが、一種の教育になると？

星野　そうなんです。「あっ、いとうせいこうもカウンセリング通ってるんだ！」って思う人、絶対いると思うんですよ。それがとても大事で。

いとう　「そういうの、当たり前なんだ！」みたいなね。

星野　そうですそうです。たとえばアメリカだったら「私はアル中で、自助グループ〈※3〉に参加していました」っていう有名人がいたりするじゃないですか。薬物依存症〈※4〉だったけど、今は回復して元気にやっています、みたいなメッセージがふつうに流れてくるような印象があります。

いとう 俺も見たことあるわ。

星野 日本でも、ああいうのがもっと流れるといいんですよね。清原和博とかASKAのときみたいに、どうやって薬物を手に入れて、誰とやってたか、とかいう報道のされ方じゃなくて、「辛くて大変だったけど、信頼できる場所と人のおかげで回復できたんですよ」みたいな報道ももっとあっていいはずで。そしたら若い人が「テレビに出て

〈※1〉心の健康のために行う非薬物的な行為。カウンセリング。本書で紹介した認知行動療法（P82）や精神分析（P91）だけでなく、さまざまな技法があります。それぞれの対話の形に違いがあるし、なかには、遊戯や演劇を介した治療もあります（星野）

〈※2〉集団療法には、歴史的に見ても様々な技法があるのですが、共通しているのはある集団の中の複数人で行うということです。大体人数は10人前後のことが多くて、治療者も入って、それぞれが自分のことを語ったりしながら進められます。そのうちに、集団内部でのいろいろな気持ちの相互作用を経て、自分ではわかっていなかった自分の特徴に気づいたり、新しいストレスの対処法に出合ったりします（星野）

〈※3〉「自助グループ」というのは、さっき説明した集団療法とちょっと違います。カウンセラーなどの専門家が介在しない、当事者同士が自発的に結びついた集団のことで、代表的なものだと、アルコール依存者のグループ「AA（アルコホーリックス・アノニマス）」、薬物依存者のグループ「NA（ナルコティクス・アノニマス）」、ギャンブル依存者のグループ「GA（ギャンブラーズ・アノニマス）」などがあります。「アノニマス」というのは「無名」とか「匿名」の意味で、文字通り無名性を重視して、対等に語り合います（星野）

〈※4〉「依存症」は無数にあります。アルコール、薬物、ギャンブル、インターネット……。どの依存症も、対策をいっしょに考える場所は、病院の中では精神科です。「わかっちゃいるけどやめられない」行為が、患者の「生きづらさへの対処」であると考え、共感しながら少しずつ対策を考えていきます（星野）

る人も自助グループに行ってるんなら、自分もちょっと行ってみたいんだけど」って家族や恋人に言いやすくなるじゃないですか。

いとう　なるほど。

星野　自助グループでは、たとえば「自分にはこういう過去があって、一回ホームレスになりました。でも今はこんなふうになりました」みたいなことを名前を明かさずに話します。それを聞いた人たちが、自分の中でヒントにしたり、自分だけが辛いわけじゃないというかたちでホッとしたりするわけです。

この対談も、無名性こそまったくありませんが（笑）、いとうさんの悩みを掘り下げるのを公開することで、何かの参考になったり、ホッとしたりする人が少なからずいると思うんです。ふつうなら医者である僕には守秘義務があるわけですけど、今回は、いとうさんと僕、双方同意の上で、書籍のかたちで公開することになった。これはとても意味があることだと思います。

いとう　俺は直感的に「星野くんとの対談を本にすることはきっと意味のあることだ」って思ってたんだけど、本当に意味のあることだったんだね。

星野　いとうさん、これはいとうさんが思ってるより、すごいことですよ。

いとう　よしわかった、自信持つわ、俺（笑）。

星野　ええ、持ってください（笑）。

その2

精神科には行きづらい、なんて思わないでほしい

精神科への壁

いとう　俺さ、前回の対話で「みんなもっと気軽に精神科に行こう！」って訴えてはみたものの、この「気軽に」ってのが難しいということもわかってるのね。だって、精神科医を頼らなきゃいけないような悩みって、友達とか親兄弟に言えないから生じている悩みなわけじゃん？　身近な人にさえ言えないのに、プロとはいえ、赤の他人に話すってけっこうハードル高いと思うんだよ。

星野　いとうさんもそうだったわけですもんね。

いとう　たとえばさ、なんてことない些細なことで傷ついてしまったとか、親にちゃんと育てられたのに、なんとなく認められてないような気がするとか、そういう気持ちって、自分としてはすごく大事なことなんだけど、家族にも恋人にもうまく説明できなかったりするじゃない。

星野　はっきりと「これが辛いです！」と言えるレベルじゃないけど、うっすら辛くて、できれば誰かにわかってほしいということですね。

いとう　そうそう。でもさ、親兄弟とか恋人に話しても「えっ、大の大人がそんなことで悩んでるの？」と言われちゃう危険性があるよね。俺は今でこそたとえば「何か心の奥に冷たいものがあって、どうしても人とのコミュニケーションがうまくいかないんですけど……」みたいなことを言えるようになったけど、やっぱりそれは精神科医という他人を頼れるようになったからなんだよ。他人に弱音を吐いてもいいと思えるまでの峠ってけっこう高い。

星野　弱音を吐くって、たとえば女性の場合はお茶しながら失恋トークをするとか、そういう経験があるかもしれないですけど、男性はあまり経験しないまま、大人になっちゃうのかもしれませんね。でも、「相談するのってハードルが高い」っていういとうさんの考え自体がすでに「考え方の癖」である可能性もあるんです。

いとう　え、ほんとに!?

星野　はい。「相談するのってハードルが高い」っていとうさんが思ってしまうのは、もしかしたら「どうせ相談したって意味がない」などの考えが根底に隠れているのかもしれませんもちろんまったく断定はできませんが。でも、こういう根底にある考えって人によって違うんです。男性でもすぐ相談するやつ、僕知ってますからね（笑）。

いとう　そっか。なんのハードルもなく相談するやつもいるか……。

星野　いますね〜。僕の知人で、やたらとメールを送ってくるやつがいて、「ほっしーこんばんは、いかがお過ごしですか。ところで明日友達の結婚式なんだけど、スーツってカジュアルな感じのものでいいと思う？」とかいう内容をなかなかな長文で書いてくるんです。いちいち挨拶もしっかりしてるし、なんだか面白いので全然嫌ではないですが、少なくとも彼の根底には「どうせ相談したって意味がない」という考えはなさそうですよね。まぁでも、彼のような人は珍しいか。でも、特に男性は、人に簡単に相談できない人がきっと多いんじゃないですかね。その理由も人それぞれだとは思います。ただ、僕たち専門家は心を扱うトレーニングを積んでいるので、信頼してほしいなとも思います。というか、相談に乗ることすらできなかったら、オペもできないわ、心筋梗塞も治せないわで、どうすんだ、って話になるので（笑）。だから、あまり大袈裟に考えないで、まずは一回受診してみるのがいいんじゃないかと思うんです。

いとう　日本と比べると、アメリカ映画とかには精神科医にかかるシーンがよくある。

星野　精神科医だけじゃなくて、親友っていう存在も、もちろんすごく大事なんですよ。なんでも言える彼女でも……。

いとう　俺の親友はみうらじゅんという人なんだけど、彼と出会うまでは、親友と呼べる存在がいなかったんですよ。

星野　あ、そうなんですね。

いとう　よく「いとうさんは怖い」とか「冷たい」とか言われるんだけど、それは恐らく自分が弱いのがわかってるから、逆にどんな目にあっても表情は変えないようにやってきたんだと思うの。そのことによって自分の仕事の質をある程度保てていたとは思うんだけど、人間としてはさ、極めて脆いものでしょ？　表面はすごいけどお尻が出てる、みたいなことじゃん！　社会に対して、表面だけを見せることが非常にうまいっていう。それでポンって弱いところをつかれても、全然動揺しないで「うるさい！」って言って次に行っちゃう、みたいなことをしてきたのが仕事場での俺だから。
　でも、たまたま、みうらじゅんっていう、お尻が出ているのが好きな人がいて、「いとうさん、俺に弱音を吐いたほうがいい」とかしつこく言ってくるから、初めて親友ってものを持ったほうがいい」とか「親友ってものがね、できたんですよ……。

星野　よかったじゃないですか。しつこく言ってくれる人がいて。

いとう　最初はみうらさんのこと、ものすごい警戒してて、なんで俺の私生活を聞こうとするんだろうって思ってた。「友達になる必要なんてあんの？」ってはっきり言ってたからね（笑）。

でも結局、ちょっとした精神的な危機とかあると、あの人に言いに行くし、あの人も俺に言うってことになってるの。でも、それでも言えないこともあるんだよ。これ読んだらみうらさんが嫉妬しちゃうかもしれないけど……これ読んだらうるさそうだな（笑）。でもね、信頼してないとか、そんなことじゃなくて、迷惑かけたくないって気持ちがやっぱりあるからね。じゃあどうするんだ？っていうときに、俺はたまたまリハスタでの星野くんのひと言があって、「この見抜き方は！」と思ってカウンセリングに行きはじめた。だから、カウンセリングに行こうと決めるに至るまでの気持ちの切り替えがいかに難しいか、俺は本当によくわかる。それはやっぱり、俺の考え方の癖もあるかもしれないけど、俺みたいな人ってけっこう多いんじゃないかな。

星野　親友や恋人と話をするのとは違って、診察室っていうのは、完全な密室なんですよね。守秘義務があるから話したことは漏らさないし、漏らしたら法に触れるわけですから。たとえば、僕が同僚に「実はいとうせいこう来ててさあ」とか言ったら……。

いとう　いやだー！（笑）

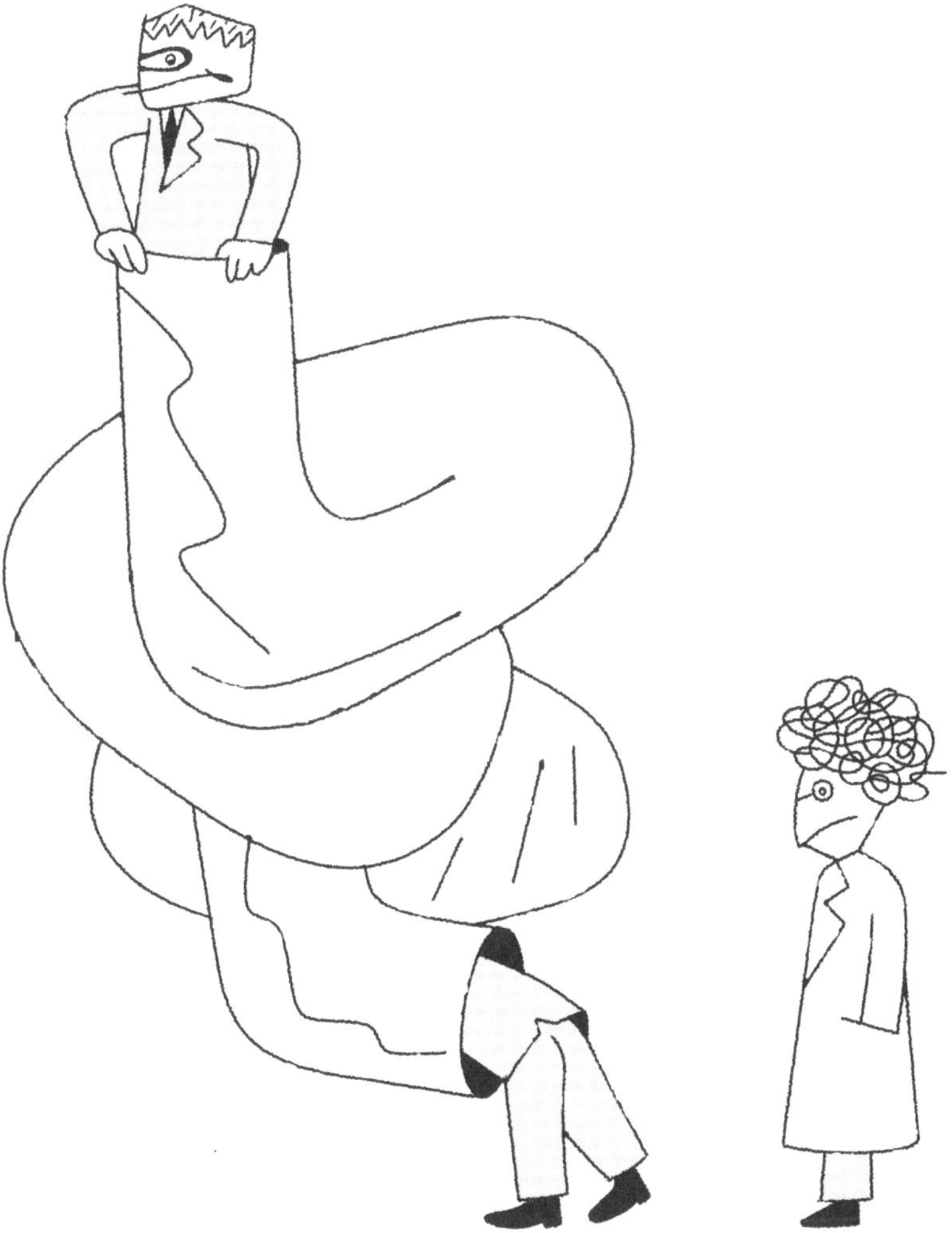

星野　ですよね（笑）。でも実際は言わないですよ、プロですから。僕も別に同僚に聞いたりしないですし。言ってみれば診察室って教会の懺悔の部屋みたいなものなんですよ。そこではお尻が出ててもいいんです（笑）。普段、気を張っていて、なんか辛いなと思って行くと、「またお尻出てるんじゃないですか」と言ってくれる場所を見つけられたとしたら、やはりその場所っていうのは、安定剤のようになると思うんですね。相談に行くっていうのは、全然恥ではないです。

いとう　そこは意識を変えないと。

星野　ですね。日本では、みんな精神科医がどんな存在なのかよくわかってないのかもしれなくて、それで受診しに行きづらいという問題はあるんだろうなと思います。

対話の大切さを誰も教えてくれない

いとう　俺の知り合いで、この間、夜道を歩いていたら職務質問を受けた女の人がいて。しかも、ただ職務質問を受けただけじゃなくて、薬物をやってるんじゃないかと疑われて、目にライトを当てられたんだって。本当に悲しくて、家に帰ってそれを親に言ったら、

「なんでお前は疑われるようなことをするんだ！」と怒られたと。「そんな格好で歩いてるからだ。近所の人に言うなよ」って言われちゃったんだって。

星野　それは大変ですね。

いとう　カウンセリングにもそういうことってありそう。どうしても自分ひとりでは支えきれないことがあって、カウンセリングに行ったと言うと「なんでそんな弱いことをするんだ」とか「なんでそんな状態になるまで自分を放っておいたんだ」と言われてしまうとかさ。

星野　僕の知人の女性もまさにそういったことで悩んでいました。彼女のお父さんは、厳しいというか、恐らくとても優秀な会社員で、成功哲学をたくさん持っていたようなんですが、それを彼女にも押しつけてしまうところがあったんです。たとえば「悩みなんて一人で解決できないと成長しない」とか、「カウンセリングに行ったら甘い言葉を言われてダメになってしまう」とか。確かにお父さんはそういうふうに厳しい社会を生き抜いてこられたので本当にすごいのですが、真面目な彼女は「それができなくて悩んでいる自分はダメな人だ」ってなってしまっていて。お父さんと彼女は違う、という当たり前のアドバイスも受け入れられない感じでかなり辛そうだ、と共通の知人から相談されたんです。眠れないとか、食欲がわかないなど、生活面でも支障が出てきているようでしたし、お父さんからは「気持ちをもっと強く持て」と言われてさらに落ち込むという悪循環になってしまっていたので、知人を通して、お父さんに黙ってでも専門機関に相談に行くべきだと伝えました。

いとう　なんて言ったらいいんだろう……この「お前が悪いんだ！」っていうふうに片付けてしまう感じは。悲しい思いをしている人の側に立って、「ひどいですね」とか「いっしょに治していきましょう」とか言ってあげなきゃいけないのにさ。

星野　そうですね。

いとう　精神的な病気っていうのは、ひとつは「傷」、ひとつは「弱さ」。両方あるわけですよ。弱さの場合は、「もっと強くなれ」って言われるし、傷の場合は「なんでそんな傷を受けたんだ」って言われる。それで傷ついた人が泣き寝入りしなきゃいけない。要は「泣き寝入り文化」なんだよね。

星野　相手のことがよくわからないのに「お前はこうだから」って言うのは、極端なところにいくと、ヘイトにつながりますよね。たとえば、さっきいとうさんが話した親子だったら、そういう「型」ができちゃっているのかもしれません。頭ごなしに親が子に言う、みたいな型が。でも、もうちょっと関係性がいい親子だと、「そうなんだ。

ちなみにどんな状況だったの？」と訊いたりするわけです。仮に「どうせミニスカートはいてたんだろ」って気持ちがあったとしても、いきなり言わないで「ちょっと心配なんだけど、ちなみにどんな服装してた？」みたいな。それってやっぱり言われる側のことを考えるというか、言われる側の身になれないとできない。それが「対話をする」ってことだと思うんです。

いとう　最終的に、この本のテーマは「対話ってどうしたらいいですか？」っていうことになるかもしれないね。われわれはそんな簡単なことも教わってないいんじゃないかという。

星野　僕らは今、対話をしながら進めているわけだから、それ自体がひとつのメッセージになっている気もするし、そうでなくちゃいけない。

いとう　対話って、実は難しいのに、誰もなんにも教えてくれないものですもんね。学校でも対話については教わらないよね。教育って実はある型を演じると点数が高くなるだけであって、本当にその人の立場になって考えられるような教育ができるかっていうと、難しいと思うんですよ。先生が一人で、たくさんの生徒に対して対話を教えるって無理があるでしょ？　対話って一対一のものじゃないですか。相手の目を見て「この人だったら信頼できる」とか「この人なら人に言いふらさないな」って思うから「昨日泣いちゃった話をしてみようかな」って対話が始まるわけで。

星野　そうですね。

いとう　自分がゲイだっていうことを友達に打ち明けたら、その友達がみんなに言ってしまって自殺に追い込まれたという事件があったけど、あんなひどい暴力はないじゃないですか。これはコミュニケーションの根底に対話がないためだと思うんだよね。だから次回は「対話について対話しながら考える」ということにしたいんだけど、どうかな？

星野　いいですね、そうしましょう。

その3
話を聞く、聞いてもらう、って
どういうことだろう?

ラブという薬

いとう　今日は「対話」について考えたいんだよね。

星野　たしか、対話しながら対話とはなんなのかについて考えるんでしたよね？

いとう　そうそう。それで最初に訊きたいんだけど、精神科医は患者とカウンセリングという名の対話をするじゃない？　俺はたくさん喋っちゃうタイプの患者なんだけど、他の患者さんはどうなんだろう。星野くんのほうがたくさん話すケースもあるのかな？

星野　精神科の診察って、目から鱗的なアドバイスを思いついて、こうしてみようって提案するときもあるんですけど、だいたいは「傾聴」っていって、「あぁそうですか、それは大変でしたね」みたいな感じで、話を聞いて終わることがほとんどなんですよね。もちろん、ただ聞くだけじゃなくて、こちらから共感を示すこともありますけど。

いとう　でも、共感の前にまずは傾聴だと。

星野　はい。患者さんは、僕に話ができて満足だと思えば帰っていくし、してなければ「いや、先生、わたしもうちょっと話したいんですけど」と訴えてくるって感じですね。

いとう　たいていの患者は、医者からアドバイスをもらうよりも、まずは話を聞いてもらいたいってことだね。

星野　まあそういう方が多いですね。

いとう　まあ、俺もそうだな。病院への道すがら「今日は星野くんと、この話しよう！」とか思ってるもんな。

星野　いとうさんはトークテーマがちゃんとあるタイプで。

いとう　うん。俺の場合、最初こそカウンセリングって感じだったけど、今は星野くんのところにお喋りしに行くぐらいの気楽さでいる。

星野　それぐらいのカジュアルさ、すごくいいと思いますよ。でも、病院以外でこういうことができる場所って、めちゃ減ってると思うんですよ。

いとう　日常的な対話の場が減ってきているのは、俺も感じる。

星野　で、いろんな理由で話ができる人がいないとか、カウンセリングに来られないという人に、ちょっとした薬みたいなものを出版したほうがいいっていとうさん言ってましたが……それ、傾聴と共感の場を本のかたちで作るってことですよね。

いとう　そうそう。薬みたいな本を出したほうがいいと思ったんだ。「ラブという薬」ってタイトルまではじめに決めた（笑）。

星野　内容の前にタイトルが決まってる（笑）。

いとう　今、星野くんの話を聞いてたら、やっぱり傾聴って愛だよなと思った。愛してるよ、と自分が言うよりも、まずその人の話すことをとにかく聞く。逆に愛されるっていうのは、相手に自分の話を聞いてもらうことだと思うんだよ。

星野　なるほど。

いとう　そんなふうにお互いに傾聴し合うことが愛なはずなんだけど、実際には「そんなのダメですよ、ちゃんと愛してるって言わないと伝わりませんよ」って見えない何かからプレッシャーをかけられてるような感覚が多くの人にあるんじゃないかな。なかなか伝わらないなと思いながらじっくり育んでいくのがいいのになあ。言うより聴くべきなのに、自分中心にさっさと愛をメイクする感じ。

星野　急かされているような感覚があるんですね。

いとう　うん。これ、恋愛のことだけじゃなくて、なんか飲み屋とかにも昔はもっと男の二人組がいたと思うんだけど、今いないよね？　上司と部下が二人で、じーっと話してるとか、あんまり見なくなった。集団で大騒ぎするか、一人でサクッと飲むか、みたいになってる気がする。

星野　二人でじーっと……あんまり見ないかもしれないですね。僕も親しい友人としかそういうのやらないです。上司とはなかなかそういう機会ないですね。

いとう　飲みに行ってるのに、真面目な話なんかしたらカッコ悪いってことなのかな。とにかく盛り上がらないと、って。カラオケでも、しみじみした歌を歌おうもんなら、もうやめろよってなって、アイドルの歌とか歌ってみんなでワイワイみたいな。

星野　今、聞いていて思ったんですけど、やっぱり傾聴するってこと自体が、「YESの姿勢」っていうか、相手を論破しようとしてないんですよね。

　でも、今ってなんとなく論破しないとカッコつかない感じになってるんじゃないですか。ツイッターとかですごいリツイートされているつぶやきを、自分のフォロワーに向かってバン！って出すことは、見えない誰かを論破している可能性がある。もちろん、論破することも時には必要なんだけど、非・論破的なものが少なすぎるんですね。

いとう　すばやく明確に自分の立場を表明するやつが偉い、みたいな空気はあるよね……。

星野　ええ。だから、この本では「いろんな人がいていいよね」ってところから始めて、ラブっていうか、優しさっていうか……そういうものを、大事にしたいわけですけど、論破しない本だとすると、時代に逆行しすぎていて、売り文句がよくわかんないですよね（笑）。

いとう　そうかもしれない（笑）。

星野　でも、そういう本が存在していいんだってことになると、僕はすごいいいなと思います。まあ全然響かない人には響かないと思いますけど（笑）。『〇〇から始める17の方法』みたいな本だと「あっ、これだ！」となるじゃないですか。

いとう　「できた！」とか「できない！」とかはっきりしているのが今はいいのかも。

星野　でも、僕たちはなんか、ふわっとした感じで……。

いとう　冒頭から結論ないよ、とか言っちゃってる本も、本当は必要だってことだよね。きっとね。

星野　はい。心理学者の河合隼雄さんが書かれた『こころの処方箋』（新潮文庫）っていう本があるんですけど、あれも言い切らない本ですね。いろいろなテーマについて書いてあるんですが、だいたいの話は締めが「〇〇が得策のように思われる。」とかで、「得策だ。」みたいな言い切りがほとんどないんです。他にも「〇〇と言えそうな気もした。」とか「各自でお考え頂きたい。」とかで終わってて、あとがきにも「人の心などわかるはずがない」ということを呪文のように唱えているって書かれています。文庫版には最後に谷川俊太郎さんの文章も添えられていて、曰く河合さんの口癖は「分かりませんなぁ」と「難しいですなあ」と「感激しました」だったそうです。

いとう　ふわっとしてるなあ。

星野　でも、めちゃくちゃ悩んでる人にとったら、「そっか、わかんないんだ。ていうか、いいんだ、わかんなくて」みたいに思えるじゃないですか。説得力のあることも書いてあるんだけど、そればっかりじゃないほうが安心する人も絶対いると思うんですね。

共感と承認

いとう　ツイッターの弊害みたいな話が出たけどさ、俺なんかは誰かに直接「ああなるほど、それいいね！」とか言われると、この人はなんで上から目線なんだろうって反発を感じたりするんだけど（笑）、SNSだとなぜか気にならないわけ。それって不思議だよ

星野　ね。本当は上から目線の承認かもしれないのに。

相手が共感していないように感じているから、上から目線に思えるのかもしれませんね。面と向かっての対話ってアナログで、言葉以外にもいろんなものを伝えているから、明らかに上から目線を感じさせる話し方をしなくても、その相手には、いとうさんに猜疑心を起こさせる何かがあるのだと思います。それか、いとうさんがとても疑い深いか（笑）。でも、その相手が、言葉や雰囲気で共感を表現していたら、「いいね！」と言われて素直に嬉しいかもしれませんよ。

いとう　共感があってからの承認だなこれは、ってわかるとイラつかないわ確かに。

星野　SNSだと、「いいね！」は単なるデジタルな信号なので、猜疑心を起こさせる何かすらないのかもしれません。

いとう　受け手がその「いいね！」を良い意味にも悪い意味にも取れるってことだよね。

星野　そうですね。

いとう　たまにツイッターで見るんだけど、「リツイートが承認とは限りません」とか書いてる人いるじゃない？　リツイートをバンバンしてて、一体どんな立場から、何をリツイートしたいと思っているのかが、よくわからないわけ。賛成でも反対でもなく、ただのデータとしてリツイートしていることもあるんだろうけど、それって対話が成立してないんだよね。

星野　そうですね。やっぱりデジタルなものになると、ニュアンスがはぎ取られてしまって、人間的なやりとりじゃなくなるんですよ。ゲームで得点稼ぐみたいな感じになりがちというか。

いとう　そうだね。それに近いと思う。

星野　相手が目の前にいれば「いいね！」に疑いを持てるけど、フェイスブックとかで「いいね！」がつくと、無条件で嬉しいし、認められた感じがする。

いとう　砂糖を食べて血糖値が上がっちゃってるみたいな感じだよね。

星野　それくらい単純なメカニズムで無条件に得られる高揚感と言えますね。でも、実際は「いいね！」をつけてる相手が自分に共感してくれているかはまったくわからないわけです。これってとても空虚な状態なので、コミュニケーションするときにはやはり、共感が言葉や雰囲気で伝わる「うまい傾聴」を心がけたいですね。

いとう　うまい傾聴か。それをするにはそれなりの鍛錬が必要だよね。

星野　そうなんですよ。診療の場合は、それを確実なものにしていかないといけません。ある患者さんにはうまい傾聴ができたけど、他の患者さんには伝わらなかった、というムラがありすぎるのはよくないじゃないですか。なので、心理療法を行う専門家は傾聴と共感を示す型をロールプレイしながらトレーニングします。うなずいたり、「あぁそうですか、それは辛いですね」などと言い合ったりして。何度も繰り返して自分のものにするんです。これは心理療法の専門家になるにはとても重要なことです。日本にはありませんが、アメリカには心理療法の専門家としての資格があって、その資格試験を受けるためには、こういった基礎的な技法から、臨床的に（実際の医療の現場で）応用できるまでのトレーニングを3000時間も行うそうです。

いとう　えーっ！　すごいね、プロだ！

神田橋條治先生の「型」

星野　日本でも心理療法の「型」について深く考えている人もいます。僕がとても尊敬している神田橋條治という先生が、著書の中で「型より入りて型を脱す」〈＊1〉と書かれているんです。僕、神田橋先生の本を読むのはもちろん、講演などもいろいろな場所に聞きに行ってるんですが、今いとうさんと話していることにもきっとつながるので、ちょっとその話をしてもいいですか。

いとう　もちろん。

星野　これはどんな分野でも言えることですが、現代の精神医学や心理学は、その歴史の中で何人もの偉人と呼ばれる人たちが、革新的な理論を紡ぎ、積み重ねた結果の賜物と言えます。で、神田橋先生はそういった偉人と肩を並べるような方なのではないかと僕は勝手に考えているんです。まぁ、僕のような庶民派の一般臨床医からしたら、雲の上の存在の先生はたくさんいらっしゃるので、挙げはじめたらキリがないのですが、神田橋先生に関しては、ファン心理のようなものを抱いているのだと思います。

いとう　ファンがいる精神科医というのもなかなか聞かない。

星野　先生は、臨床家として「人」をどう捉えるか、「人」とは何か、と考えて、恐らくあらゆる専門的な理論や技法を網羅した上での試行錯誤の結果、ものすごく独自性の強い臨床技法を編み出されているんです。なので、本や講演では時には精神医療に関係なさそうな「進化とは」などの話にもなるし、「Oリングテスト」とか「邪気をみる」

〈※1〉『技を育む』神田橋條治、中山書店とか、一見突拍子もない技法が話題になったりもします。でも、その思索の経過を知ると、つじつまが合っているし、常人には到達できないような域に達している方だなと僕は思うんです。編み出された技法のすべてが凡人である自分の臨床に直接役立つわけではないのですが、その思索や試行錯誤の過程が、「人をみる」ということにおいて、とても参考になるのは間違いありません。その達人感が仙人のようで、単純に憧れてしまうというのもあります。いとうさんもやっている謡《うたい》などにも注目しながら訓練をして、最終的にはホーミーまでできるようになったそうなんです（笑）。診療でそこまでいらないでしょっていうのも含めて、カッコよくないですか。

いとう　そんな先生いるんだ！

星野　もうこういう逸話がたくさんありすぎて本当に素晴らしいんですが、独自性がとても強いので、精神医学界の中では異端とされているような気がします。で、先ほどの傾聴とか共感のコミュニケーションの話に戻るのですが、神田橋先生が編み出した「離魂融合」という技があります。

いとう　合気道みたいなことを言ってるね。

星野　これは先生が「患者の身になる」ための工夫を探求した結果生まれた技だそうで、その方法に4段階あるんです。それが①実際に患者が座っている椅子やベッドに医師

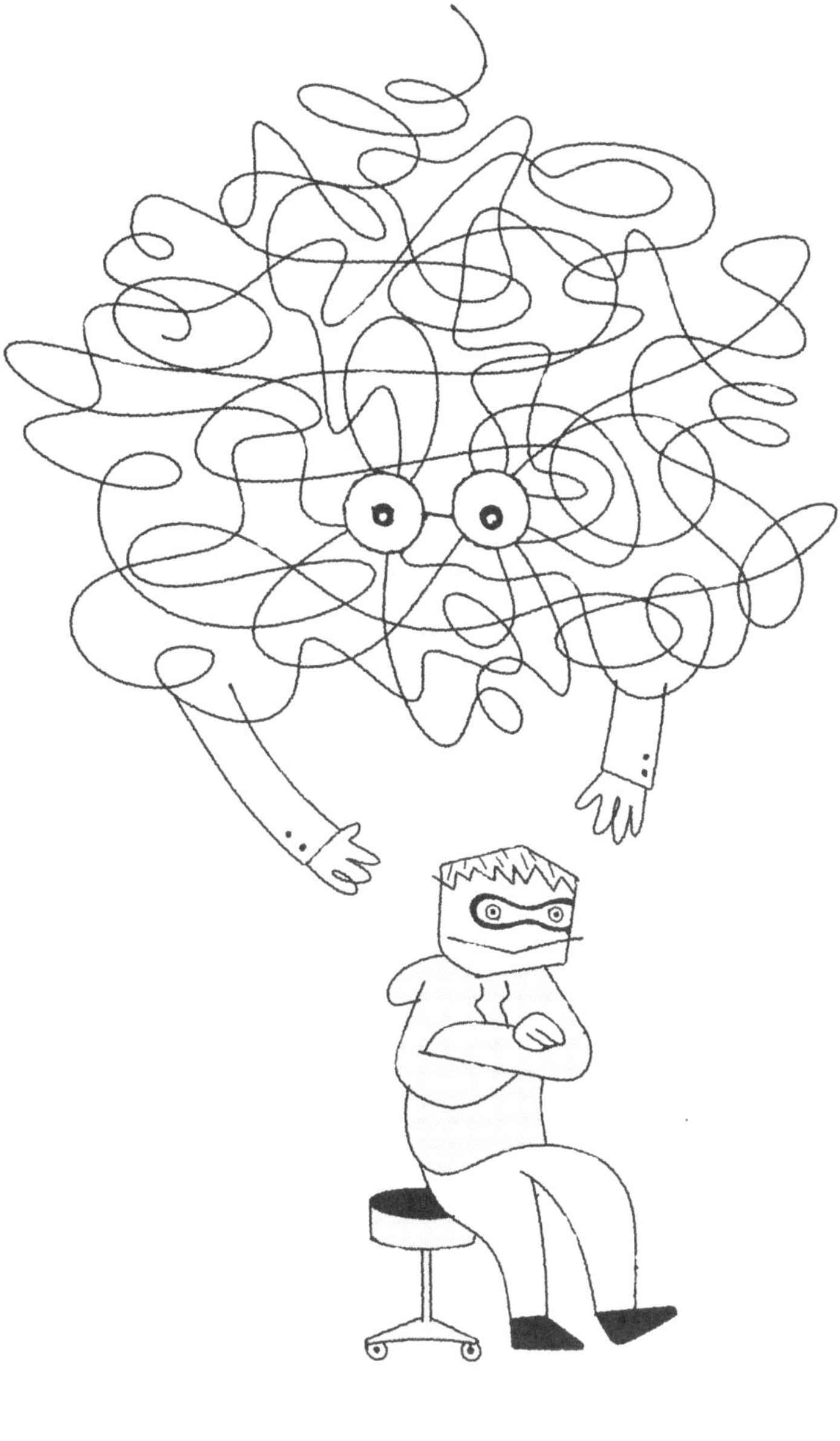

が寝てみるなど場を共有する、②自宅や部屋の間取り図や写真などを描いてもらいイメージを共有する、③姿勢や語り口を真似てみる、④離魂融合、の順序で感受性を育成すれば誰にでもできる、というものです。感受性を育成する、というのは、つまり「型より入りて型を脱す」ということで、型を自分のものにするということだと思いますが、それで目指す④の離魂融合は、自分の魂の半分を相手に憑依《ひょうい》させるようなイメージだと思います。半分相手になれば、相手の体験も気持ちもわかりますもんね。

いとう　憑依するぐらいの気持ちで傾聴しろってことだね。

星野　はい。これってまぁ、すぐにはできないことかもしれませんが、こういう状態を目指すことって、相手のことをわかろうとすることなので、「対話」においてもとても大切なことだと思うんです。でも、学校教育でそういうことを教わるわけではないし、医者の研修期間〈※2〉でも、すべての人が傾聴のトレーニングをするわけではないんです。だから、たとえば癌であることがわかった患者さんにいきなり「癌でした。手術が必要です。どうしますか」などと言ってしまう先生もいたりします。

いとう　それはずいぶんと乱暴な……。

星野　もちろんそういう先生がたくさんいるわけではありませんよ！　ただ、そういう話をされて、落ち込んでしまって精神科を紹介されるという患者さんも実際にいらっしゃいます。

いとう　そりゃひどい。外科に行ったあと精神科に行くの、地味に大変だよね。

星野　そうなんです。そういう場合は、「あんな言い方ひどい」という気持ちや、「この先どうしよう」という気持ち、人によっては「もうダメだ」という気持ちを抱いていたりと、いろいろな気持ちが入り混じっているので、じっくり話を聞く必要があります。それらの考えの裏にある「怒り」「不安」「絶望感」などの感情は、こちらも容易に想像できるので、つまり共感できます。さらに、場合によっては「こういう治療があるかもしれないから相談してみては？」など、事実レベルの話をすることもありますね。

〈※2〉医師になり、診療に従事しようとする場合、2年以上の臨床研修をすることが必須です。幅広い診療能力を身につけるべく内科や救命救急などの代表的な科を中心に研修しますが、現在、精神科は必修科ではありません。例えば、将来外科医を志す研修医も希望すれば数ヶ月程度の精神科研修は受けられますが、希望しなければ傾聴のトレーニングを改めて行う機会はないわけです（星野）

いとう　俺ね、今GCAI《ジーカイ》っていうちょっと面白い英語の学校に通ってるんだよね。国境なき医師団の取材に行く〈※3〉って言ったら、知り合いが「今、新しいシステムの英会話学校作りに参加しているんだ」と言うので、GCAIがなんの略だか知らないまま（笑）「じゃあ行きます」って行ったの。

星野　新しいシステム……気になりますね。

いとう　で、そこでは最初にユーチューブでメジャーリーグに行った川崎宗則の動画を見せられたのね。川崎は、かなり貧困なボキャブラリーで英語を喋るの。でも、アメリカの人たちはそれを楽しそうに見ている。最初のうちは、川崎がピエロにしか見えないわけ。「下手な英語だなあ」と。でも見終わったあとに、先生から「いとうさん、これは伝わっている英語なんです！」って言われて。「英語は伝わるか、伝わらないか、だけなんです」「われわれはこれから伝わる英語の訓練をします」と。

星野　なんか、説得力があります。

いとう　そうなんだよ。で、面白いなと思ったから受講を継続することにしたんだけど、2回目くらいのレッスンで、コミュニケーションの7割だか8割だかがノンバーバルだから、手真似とか表情とか気をつけてくださいって言い切るのよ。えっ？ 英語覚えるよりそんなことのほうが大事なの？って思うよね。

星野　まあ、ふつうは文法とか、発音とか、そういうのを勉強するのかなって思いますよね。

いとう　ある日のレッスンなんか、2時間にわたって、相槌の打ち方だけを習うんだよ（笑）。バックチャネリングっていうんだけど、"Excellent!"って言うのか、"Ah ha?"って言うのか、"I see."って言うのか、あるいはうなずくだけなのかを判断して、徹底的に練習するの。

たとえば、もし聞き取れない単語とかがあったら、バックチャネリングの中で反復してくれって言われるのね。バックチャネリングされると人は喋るから。"…star"と言われたときに、「なんのスターだ？」と思ったら"Star?"と訊く。そうすると、相手が「夜空の星のほうのスターだよ」って教えてくれる。で、"I see."と答えると、ちゃんと会話が続く。

〈※3〉いとうさんは、ハイチ、ギリシャ、フィリピン、ウガンダにおける国境なき医師団の活動を2016年4月〜2017年8月に取材し、Yahoo! ニュース（個人）で連載。のちに『「国境なき医師団」を見に行く』（講談社）としてまとめました

星野　これなら英語があんまり得意じゃなくてもなんとかコミュニケーションできそうです。

いとう　俺、五十何年生きてきて、英語の授業で相槌の練習が一番大事だなんて言われたことないよ！（笑）でも、対話ってそういうことでしょう？　さっき星野くんが言ったアナログな対話っていうのは、実はどれだけバックチャネリングしているかってことにかかってるんじゃないかな。テレビの仕事とかしてると、自分がバックチャネリングけっこううまいのはわかるんだよね。話の合間に、「うん」「うん」って相槌を入れていくと、相手がリズムに乗ってきてバンバン話し出すことは、経験的に知ってるのよ。体で知ってるっていうか。それと同じだなと思って。

星野　そういうノンバーバルなところの訓練をすると、相手のノンバーバルなところも見えてきますよね。「あぁ、今このうなずき方をしたのは、実はそんなに、『うん』と思っていないな」ってわかってくる。そうなると、自分のノンバーバルなところも深めようと思うじゃないですか。神田橋先生の場合は、声色を変えて反応したり……。

いとう　声色を変えて、表現したいものがあるんだよね。ホーミーでいいかどうかはちょっとわかんないんだけど（笑）。

星野　その神田橋先生もノンバーバルが大事だって言っていますね。

いとう　対話って、言葉を使ってやるもんだけど、言葉以外の部分がすごい大事。それをわかってるかどうかで、対話の質も変わってくるよね。俺は仕事だとノンバーバルも意識しながら喋れるけど、プライベートではそうでもない気がするから、そこを変えられたらいいいんだろうな。

星野　でもまあ、あんまりがんばりすぎても疲れちゃいますから、のんびりでいいんじゃないですかね。

いとう　のんびり……俺せっかちだから、のんびりするのが苦手なんだよね（笑）。次回はちょっとその話もしたいわ。

星野　わかりました、聞きましょう！

いとう　じゃあまた次回！

その4

わたしたちは、なんでこんなことにハマり、さいなまれるんだろう？

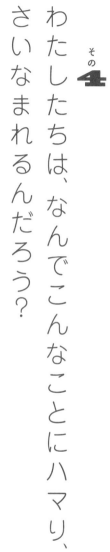

魚を育てたすぎる

いとう　今日の俺は星野くんに報告しないといけないことがあるんだよね。

星野　えっ、なんでしょう？

いとう　あのさあ、俺、ちょっとした依存症なんじゃないかと思うのね。なるべくスマホを触らないようにするためのアプリってあるじゃん。触らない時間が長いと、そのぶん生き物が育つっていう。あのアプリをしょっちゅう落としては消してを繰り返してるわけ。ちょっと前は木を育てるやつをやってて、今は魚育てるやつをやってるんだけど。

星野　仕組みがいっしょじゃないですか！（笑）

いとう　そう、いっしょなんだよ（笑）。でも、木のアプリのときは、すぐにスマホが見たい、ってなっちゃってダメだった。だって俺、物忘れがひどいじゃない？　星野くんのところでも一回脳のＭＲＩを撮ってもらったけど、あまりに記憶力がなくて「なんで自分が今この駅にいるのか」ってことも忘れちゃうぐらいだから。まあ検査の結果、脳の問題はなんにもなかったけどね。

星野　すっごい何もなかったです（笑）。

いとう　驚くほど、ぴっちり入ってたよね、俺の脳！

星野　入ってましたね～。

いとう　でも、ほんとに忘れちゃうから、自分のスケジュールとか、とにかくスマホにメモしてて一日に何回も見るのよ。でもすぐに忘れちゃって……で、あれ、なんの話してたんだっけ？　あ、アプリの話だ（笑）。その木のアプリはね、途中でやめると、木が枯れちゃうから悲しいんだよね。でも、魚のやつは、やめると、ヒュッ！って魚がいなくなるだけ。ああ、海に帰ったんだって思えるから、あんまり悲しくなくて、それで今ハマってるの。

　でも、そんなアプリを使わなきゃいけないほどSNSだなんだとスマホを見てしまうわけだから、魚から注意を受けることもある。「2時間見ないって言いましたよね？」とか叱られるわけよ。

星野　あはは。

いとう　2時間我慢できないなんて、本当に病気だと自分でも思う。でも、ちょっとしたときに、タバコを吸うように手が出ちゃうんだよね。俺はそのことにすごい罪悪感があるんだけど……。でも、それでいいや、一秒でも長くスマホを触っていたいとか思っちゃう人もいるよね。俺はそこまではないけど、ずっとSNSに張り付いていたいと思ったりさ。

星野　そういう人もいるでしょうね。

いとう　特にSNS依存の人たちに対して俺が思うのは、ネットの世界に常駐してないと、知らないうちに自分が世界から外れてしまってないかという不安がすごいんじゃないかっていうことなんだよね。外れないために積極的に発言しようとして、その気持ちが他者への攻撃性に反転してるんじゃないかと思っているんだけど、そういう構造って精神科医から見てあると思う？

星野　あるんじゃないですかね。SNSをやるってことは、誰かとつながるってことじゃないですか。つながりがあるっていうのは、いい部分もありますけど、副作用が大きすぎるっていうか。やっぱり発言するときに、他者からの反応を意識するじゃないですか。他者からの反応っていうのは、たとえば前回も話題にのぼった「いいね！」もそうでしょうし、何か発言して反応がビビッドにかえってくること自体を求め続けてし

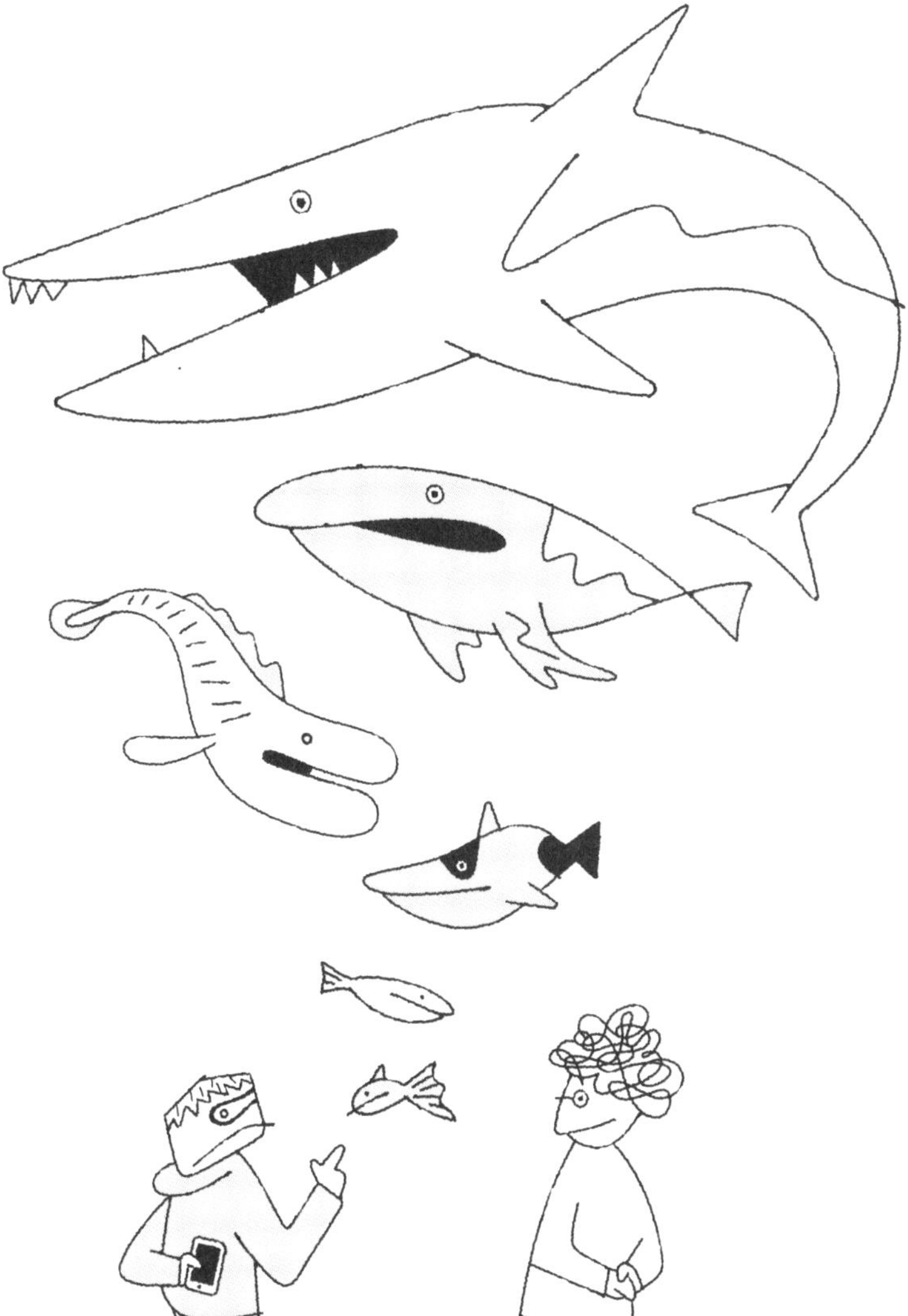

まうんじゃないですかね。反応を多く得るために発言が少しずつ極端なものになっていったりして、辛いのにやめられない。なぜなら他者からの反応の多さ自体が報酬になってしまっているからという。これは確かに依存ですね。

いとう　他者を意識し続けている状況っていうのは、確かに疲れるわ。

星野　それで最近注目されているのが、「マインドフルネス」〈※1〉です。これは仏教における瞑想がもとになっていて、「今ここの体験をありのままに体験すべし」といった考え方のことです。アメリカではスティーブ・ジョブズが実践していたと話題になったときもありましたが、日本でも最近かなり注目されていますよね。でも、ここまで大衆化してくると、「マインドフルネスに取り組んでる自分、どうよ」みたいな感じで、まわりまわって他者を意識することにもなりそうな気もします（笑）。

いとう　それは人類にとって永遠のテーマだよね。依存から完全に抜けられたら釈迦になるからね。それが悟るっていうことだから。でも、それは難しいから、依存Aに対して依存Bをぶつけるしかない。依存Aからは抜けられたけど、依存Bは残っちゃうっていうのの繰り返し。

俺、禁煙に成功したから大きな依存からまた別の依存へと乗り換えていくっていうカルマからは抜けたと思っていたんだよ。でも、例の魚たちに「またスマホを手に取ってるじゃないですか」と言われたときに、「あっ、やっぱり依存ってものをしてしまう。どうしても時間ってものを持て余してしまうんだ」ってことに気づいた。ということになると、依存ってものから人間が抜けるっていうのがそもそも難しいのか、それとも何か、完全には抜けられないにせよ、もっと楽になる方法があるのか、とか考えてしまって……。

星野　人って、やっぱり何かたのしいこととか、夢中になることがあると、それに依存してしまいますよね。たとえば、目の前にあるこのお茶を、僕がすごく好きだとします。すごく好きだから、飲むと嬉しいじゃないですか。嬉しいと、脳の報酬系というところが活性化されるんですね。で、ドーパミンがめちゃめちゃ出るんですよ。だんだんこのお茶を飲んでいるうちに、脳が、「これ飲んだらめっちゃ報酬系が活性化されるな」ってわかってくるわけです。そうするともうお茶のことを思い浮かべるだけで報

〈※1〉マインドフルネスをちゃんと定義しようとするとけっこう難しいのですが、もともとは「すべてのものは移り変わっているので、あれこれと自己の欲するようにコントロールしようとして固執することは苦しみだ」という立場から「今ここ」の体験を重視しようというものです。これを臨床的に利用する治療法も考えられていて、不安とか憂鬱な考えや感情も一時的なものだ、とみなして訓練をすることでストレス対処をします。これだと、他者を意識するよりも、常に自分の今ここの体験に注目することになるので揺さぶられにくくなる。アメリカでは、マインドフルネスが大人気となり、治療法の枠を超えて大衆化を果たしました〈星野〉

酬系がどんどん加速していくんですね。このドーパミンの魅力、報酬系の魅力っていうのは抗いがたいものがあって。これは依存症の要因のひとつだと考えられています。

いとう　最終的にはお茶を飲まなくてもドーパミンが出てしまうと。じゃあ、そこから抜け出すためにはどうしたらいいの？

星野　単純にだんだんお茶を飲まないようにしていけば、ひとまず依存からは抜けられるんですよね。つまり、目に入るところに置かないとか、見ても触れないとか、あとはこれが本当にヤバいものだって理解して、理性で我慢するしかないです。ただまぁ理性で我慢できればこんなに悩む必要もないわけですよね。お茶を例にしてしまったので危機感が漂いにくいですが、今われわれが話題にしているお茶が本当に社会的に危険なものであれば、それを断っていくためのプログラムやグループがあったりするはずです。前に話題になった集団療法などの話になりますが、そういうところに参加するという手段が最も現実的かもしれません。いとうさんはスマホの使いすぎをヤバいと思って魚のアプリやってるわけですけど、それも「ヤバいものだ」という理解があった上でやっていることなので、依存症治療と近いものがあると言えますね。

いとう　そうなのか。でも、今の俺は「あっ、魚やりたい」って思っちゃってるのね。触らないでいると、魚が大きくなったりするわけ。それがたまらなくいいんだよ！

星野　たまごっちみたいじゃないですか（笑）。

いとう　うん（笑）。だから、おかしなことになっちゃったなあと思って。

星野　まぁでも、魚の育成はやめられなくても、スマホを触らないという当初の目的は達成されているのでいいんじゃないでしょうか。

「ドッカン」のあやうさ

いとう　ドーパミンがドバドバ出ているときに、それを避けるってなかなか難しいよね……俺は飽きる技術があるなら知りたいよ。

星野　飽きるのは、それが本当につまんないときじゃないですか。たとえば世の中に存在するスマホアプリの数がもっと少なかったら、ここまで多くの人が依存してないはずなんですよね。

いとう　そうかー。

星野　でも、魚のアプリはまだしも、SNSとかは、やっぱり人とのつながりがあって飽きないし、リツイートとかされると、自分の承認欲求も満たされるわけじゃないですか。

いとう　そう。みんなめちゃくちゃドーパミン出てると思うんだよ。恐ろしいと思う。一日中張りついて、何に対しても何かを言ってる。で、より激しい口調を選んで目立つことを目指す。

星野　それを追い求めざるをえなくなっちゃってるっていうのが、すごくよくない状況を生んでいるなとは思いますね。

いとう　まわりまわって自分の首を絞めてる人は多く見受けられるね。なんで承認欲求ってこんなにドーパミンが出るのかな？

星野　単純に褒められるのって嬉しいじゃないですか。たとえばアーティストって、一回売れて、2000人ぐらいの前で演《や》れるようになると、なかなかやめられない。飲み屋とかで「いやさぁ、忘れられないんだよ」って言う人、すごく多いんですよ。それって承認欲求ですよね。

いとう　お笑いだと、大きな笑いを取ることを「ドッカン」って言うんだけど、ドッカンを一度知ったら、もう二度とステージから降りられないって言われてる。俺も学生の頃、ピン芸人だったからよくわかるけど、そのドッカンが好きでこの業界にまだいるようなもんだもん。

星野　ああ、お笑いの世界にはちゃんと用語があるんですね。ドッカン（笑）。

いとう　それがどういう欲望なのか考えたことあるんだけど、笑いが取れるとまず感じるのは征服感。自分が一番上に立ってるみたいな、なんだか異様な気持ちになるのよ。それから甘やかされてる感じもあって。なんか、相手を征服もしつつ、優しく抱きしめられてもいる俺、っていうものを知っちゃったら、お笑いはやめられない。

星野　征服感と甘えですか、面白いですね。

いとう　だから、こいつやめたほうがいいのになって思うような、全然面白くないやつが、いまだにお笑いやってたりするわけよ。「最近どうなの？」って訊くと、だいたい「スベってます」って答えるんだけど、一回でもドッカンを知っちゃうともうダメ。やめられないんだよね。

もう亡くなっちゃったんだけど、プロダクション人力舎の前社長の玉川善治さんっていう人から前に「いとうくん、若いやつのネタ見せ手伝ってやってよ」って言われて、若い子たちのネタを見て、何か言うっていうのを3～4年やってたことがあって。そのとき玉川さんがね、すごくいいこと言うんだよね。ネタ見せが終わったあと、社長の机のところに行くと、玉川さんがいるから、なんとなくお茶とか飲んでると、

「いとうくん、ダメなやつには遠慮なくダメと言ってくれ。他の人生があるんだから、ダメなやつはやめさせてやってくれ」って東北訛りで言うんだよ。「あっ、この人は偉い人だなぁ」と思った。

星野　それが精神科医である僕の立場ではできないんですよね。芸人さんが、人生がどうしてもうまくいかなくて辛いと言ってきたら、「じゃあ、うまくいかないっていうのは、具体的にどういうことですか?」「逆にうまくいくっていうのはどういうことですか?」ってどんどん解き明かしていくのが僕のやり方です。辛いという気持ちがあれば、辛さをなくすためにはどうするか、という視点で話します。それで「テレビのバラエティ番組に出ることが、うまくいってるということだ」と相手が言うとするじゃないですか。そしたら、「今それができていないのはなんでですかね?」「その目標に到達できますかね?」みたいな話をして「うーん……」みたいな感じだったら、ようやく「人にはいろんな人生があるわけじゃないですか。もしかしたらですけど、それはやめて、別の道を行ったほうがいいのかもしれませんね」ぐらいのことが言えるという。

いとう　「芸人やめよっかなー」っていうふんわりした悩みを抱えている段階であれば、傾聴と共感ができるよね。でも、オーディションで最終的なアドバイスをする場合だと、俺もいつもとは違うテンションで、「いや、お前やっぱり向いてないわ」って言わなきゃいけないわけだ。玉川さんの指示に従うなら。ビールのコップをガン！って置いて断言するみたいな。でもそれはやっぱりその人を救いたいと思うから言えることで。

星野　オーディションだから、ノリノリでネタをやっているわけじゃないですか。だから、いとうさんもバシッと言える。

いとう　そうだね。親が子に言う、みたいな。身柄を引き取るってことだよね。その点、星野くんには芸人をやめさせる理由はない。その人の辛さをくみ取ってあげることが星野くんの仕事なわけで。俺みたいに、ネタ見せを見て「来週までに違う角度であのコントを構成し直してきてくれ」って言うのとはまた違う仕事だもんね。本当は、星野くんが引き受ける内面の問題と、俺が引き受ける外側の表現の問題が、どっちも解決に向かえばいいんだよね。

星野　そうですね。

怒り方研究会

いとう　また玉川さんの話だけど、芸人に引導渡すのは、実際は彼なんですよね。玉川さんはちゃんと怒れる人。本当に素敵だよ。あとさ、怒られとかないと、怒れないよね。

星野　怒るって実は簡単じゃないですよね。怒って当然という場面でも、表現方法を間違えると大変なことになるし、かといって怒りを抑え付けてばかりだと、精神的に参ってしまう。うまく怒るって難しいですけど、うまいに越したことはないというか。

いとう　ほんとそう。怒りは芸になっていないと洒落にならないんだよ。刺しちゃったりするのは芸になってないわけで。だから趣味の会を作ればいいよね。いい怒り方を研究する会。

星野　怒り方研究会ですか（笑）。

いとう　俺はある意味すでに怒り方研究会の会員だからわかるんだけど、趣味の現場で怒られるとあんまり気にならないんだよね。

星野　そんなもんですかね。

いとう　俺さ、謡とか、浄瑠璃とか、いろいろ習い事を経てるんだけど、そこで怒られるのは全然平気なんだよ。小唄の発表会のときに、三味線弾いてくれる師匠が、本番15分前くらいからスタンバってたことがあったんだけど、スタンバるのが早すぎて気づかなかったのね（笑）。それで他の人のを観てから戻ったら、「いとうさんが全然いないから、あたしはもう、本当に心配だったんだ！」とか、ワーッて言われたんだけど、心の中では笑っちゃってて。「いやいや、そんな前からスタンバらないでしょ、ふつう！」って思うんだけど、「すみませんでした！　すみませんでした！」って素直に頭を下げられるんだよ。

星野　いい話ですね〜。

いとう　それは、趣味の場所っていうのが、メンツの場所じゃないからだよね。職場だとやっぱり謝りにくいと思うよ、同僚も見てるし。その点、やっぱり趣味の現場はいいよ。ピシャッと言われて、素直に謝れる。その気持ちよさったらないね！　ほんと俺は趣味の隆盛を願うわ。あ、でも、今は自動車教習所とかも怒らないって言うよね。

星野　へえ、そんなのがあるんですか。

いとう　うん。失敗しても「まぁこれも経験だよね」とか言うの。いやいや、そんなに優しくしたら気持ち悪いだろって感じだったけど。否定されることへの耐性ができないと、

星野　やっぱりねえ、面白くならないよね、人生が。

たとえば「ドッカン」を知ってしまったお笑い芸人の方々が、その後もうまくいけばいいですけど、うまくいかなくなって、ライブをやっても来場者は一桁で、友達になんとかチケットを買ってもらって、ってなると、否定される感じになるじゃないですか。それでも芸人をやれるというのは……。

いとう　芸人として生きる以外に承認欲求を満たす手段が考えられなくなるんだろうなあ。ウケるために過激なことをしようとして、どんどん変な芸になって、結局客は引く……。

星野　それって、SNSでビビッドな発言するのとちょっと仕組みが似ていますね。もちろん、そうじゃない人もいますけど、みんなが気に留めるような発言をして、リツイートされたいということは、インパクト重視で変なネタをやる芸人さんと似ているなと。

いとう　そうだね。でもさ、リツイートといっても、読んでて「ん？」と思ったらとりあえずリツイートする人もいるわけだから、べつに大した承認じゃないかもしれないんだよね。

星野　でもそのニュアンスが消えて、単なる数字として出ちゃいますから。このわかりやすさがまずいですよね。

いとう　やっぱり数字が問題なんだよな。結果がはっきりしてるからなあ、数字って。お笑いだと、本人が今日はドッカンドッカン来たなと思ってても「大してウケてなかったよ」って言われる場合があるわけ(笑)。特に若い頃は自分で客観的な判断ができなくて、ちょっとでもウケたら、すごくウケたと思っちゃう。でも、お客さんがピッてボタンを押して、成果が数字ではっきり見えちゃったら、キツいだろうな。でも、評価されたときは嬉しさの度合いがすごそう。

星野　多分そうなると思います。

いとう　それって動物化された反応だよね。

星野　そうですね。人間って言語が発達しているから、はっきりと評価が出てくるもののほうが反応しやすいんですよ。拍手が20人と40人だと、その差ってそんなにわかんないかもしれないですけど、数字で20リツイートと40リツイートだと、明らかに違うじゃないですか。

いとう　でも、その角砂糖みたいなご褒美を与えられちゃった状態の人が、どうやってそこから自分を客観化できるだろうか……。

星野　そこで怒り方研究会の出番じゃないですか。玉川社長のやり方は、かなり有効ですよ。奈落の底に突き落として目を覚まさせるっていう。もうここでは承認欲求を満たせないんだから、別のところでがんばりなさい！　みたいなことをはっきり言う。

いとう　直接対話できる場合は、このやり方はありだよね。

星野　SNSとかだと難しいですよね。こっちがちゃんと怒っても「クソリプ」とか言われて無視されたら終わりですし。本人が変なツイートを投稿して、炎上するのが手なのかもしれないですけど。すごい火傷《やけど》をして「もうやだ、向いてない（泣）」みたいな。

いとう　でも、炎上が好きで、炎上さえ承認欲求とすり替えてしまう人もいるじゃない。変な理屈で脳がそうさせちゃってるんだと思うんだけど。明らかにマイナスの評価がついてるのに、目立っていると勘違いしてしまう。「いいね、炎上芸人！」みたいにまわりが面白がっちゃうっていうのは、もう地獄だよ。

星野　芸人さんは、炎上で名前を売ったら、それが新しい仕事につながった、みたいな道があるかもしれないですけど、炎上する人ってだいたいが匿名で、別に仕事につながるわけじゃない。一体何が彼らを炎上へと駆り立てているのかは、ちょっとわからないところもありますよね。

いとう　それは俺もよくわかんない。でも、炎上を競う人が多くなってると思うんだよね。それを見ている人たちが「あ、なんだ、炎上って悪くないことなのか」って思っちゃわないかなっていう……心配というか、そっちに行っちゃうと本当に地獄なんだよな。

あるいは、自分は炎上芸人にならなくても、ある炎上を見たときに、参加してしまう、誰かを叩いて興奮を得てしまうっていうのも危ない。

星野　それは危ないですね。

いとう　怖いよね。「死ねカス！」とか書けばいいんだもんね。そんなの、怒り方研究会としては「芸がない」ってことで却下だけどさ。ヒーローになるのってすごく大変だけど、ヒールには簡単になれる。ほんと、どうしたらいいのかなあ。

星野　見ず知らずの人とつながれるというSNSの性質に関しては、いい部分もあるとは思うんですけど、そこに怒りの要素が加わると、よってたかって誰かを叩いてしまうことにもなる。難しいですね。

いとう　なんにせよ、脊髄反射的に反応しないことが大事なんだろうけど。すぐ答えを出さずに、じっくり考えるためにはどうしたらいいんだろう。もうさ、ものすごいのんびりしたアプリとかを作るしかないのかね。のんびりしてるんだけど、どうしてもやっちゃうっていうアプリ……あっ、だから、みんな「ねこあつめ」やるのかな（笑）。

星野　ああ、ねこあつめはのんびりしてますね。

いとう　俺もねこあつめやってたんだよね。ねこがたくさんいると嬉しい、数がいっぱいだと嬉しいっていう構造は同じなんだけど、ただ、SNSとかと違って自分がはっきりと意見を言う必要はないから、気楽だよね。

星野　はっきり意見を言うとか、数字で示すとか、そういう環境から離れる工夫としてねこあつめはいいいかもしれません。それにしてもいとうさん、生き物が出てくるゲームお好きですね。木と魚だけじゃなくて、猫までお世話して。次はなんのアプリをインストールするのか、ちょっと気になります。

いとう　新しいのインストールしたら報告するよ。「先生、またやってしまいました」って(笑)。

星野　あはは、楽しみにしています(笑)。

精神科には
どんな医師がいて、
どんなことを
してくれるんだろう？

その1

治療、医師、症状のエトセトラ

医者ももちろん勉強する

星野　今日、ここに来る前に、認知行動療法のワークショップに参加してきたんですよ。

いとう　それってどういうことをやるの？

星野　認知行動療法は、心理療法のひとつで、元々は認知療法と行動療法という別々だった療法が合体したものなんです〈＊1〉。

いとう　そうなんだ、それぞれどういう療法なの？

星野　誰だって、ストレスに感じる状況や環境に対面することはあると思うんですが、当然そういうときって嫌ですよね。なんとかして対処したいと考えるはずです。でも、なかなかすんなりいかないことも多い。なぜなら、辛ければ辛いほど冷静になれないからです。冷静になれないと対処法もわからず、そのことでさらに混乱して悪循環になったりもします。だから、認知行動療法ではまず、そんなとき自分がどうなっているか、気づく練習を一緒にします。その結果を見て話し合いながら、行動を変えたら気分も変わるかな、と行動療法的なアプローチをしたり、物事の捉え方とか考え方が少し偏っているかもしれないからそれをどうするか考える認知療法的なアプローチをしてみたりします。

いとう　捉え方や考え方の偏りって、いわゆる「認知の歪み」ってやつだね？　それについては以前星野くんに相談したこともある。俺は家族から「こうしたほうがいいんじゃないの？」と注意されたことを「悪口だ！」と思って食ってかかっちゃうことがあって、星野くんに「これって認知の歪みだよね？」って訊いたりしたよね。他人からの一般的な批評だとわりと平気なのに。そういうのを修正するのが認知行動療法ってこと？

星野　そうですね。確かに認知行動療法では、認知を見直すような取り組みになることも比較的多いです。これは、認知療法的アプローチと言えます。でもその前に、自分がど

〈※1〉「認知療法」と「行動療法」はもともと、1950～60年代に、別々に発展していました。認知療法を構築したのがアーロン・T・ベック博士。行動療法は、心理学などをもとにいくつかの技法がありました。90年代以降、このふたつが統合されていき「認知行動療法」となりました。アーロン・ベック博士の娘であるジュディス・S・ベック博士は、「認知行動療法」の第一人者で、心理療法を行う人で知らない人はいないでしょう（星野）

うなっているか気づくことがとても大切です。そのために、「こういうストレスに感じる状況がありました」、そのときに「こう考えました」「こういう感情でした」「こういう行動をしました」「こんな身体反応があらわれました」っていうのを……。

いとう　図に描くのかな？

星野　そうですそうです。何度かやりましたよね。認知行動療法では、あるストレスに感じる状況に対して、その人のストレス反応を、「思考・イメージ」「感情」「行動」「身体反応」の四要素に分けて捉える基本モデルがあります。これらは相互作用していると考えられているんです。わかるところから穴埋めみたいに医師などといっしょに書き出していくと、少しずつ自分の心の仕組みに気づいていけます。たとえば「感情」と「行動」を書いてみたら「思考」が埋められたり。最初はそんなにうまくいきませんが、繰り返すうちに上手になれば、対処法も考えやすくなるというわけです。このために、先生によっていろいろな用紙を使ったりします。まぁ、やることは同じなんですが。

いとう　ああ、つまり何が怒りの「引き金」なのかを見つけるってことだね。

ストレス反応をとらえる四要素

思考・イメージ	頭の中に浮かぶ、文章で表される。英語だと「I think～」
感　情	心に浮かぶ気持ち。一言で表される。英語だと「I feel～」
行　動	その人の動作やふるまい
身体反応	生理的に現れる反応

認知行動療法におけるストレスの基本モデル

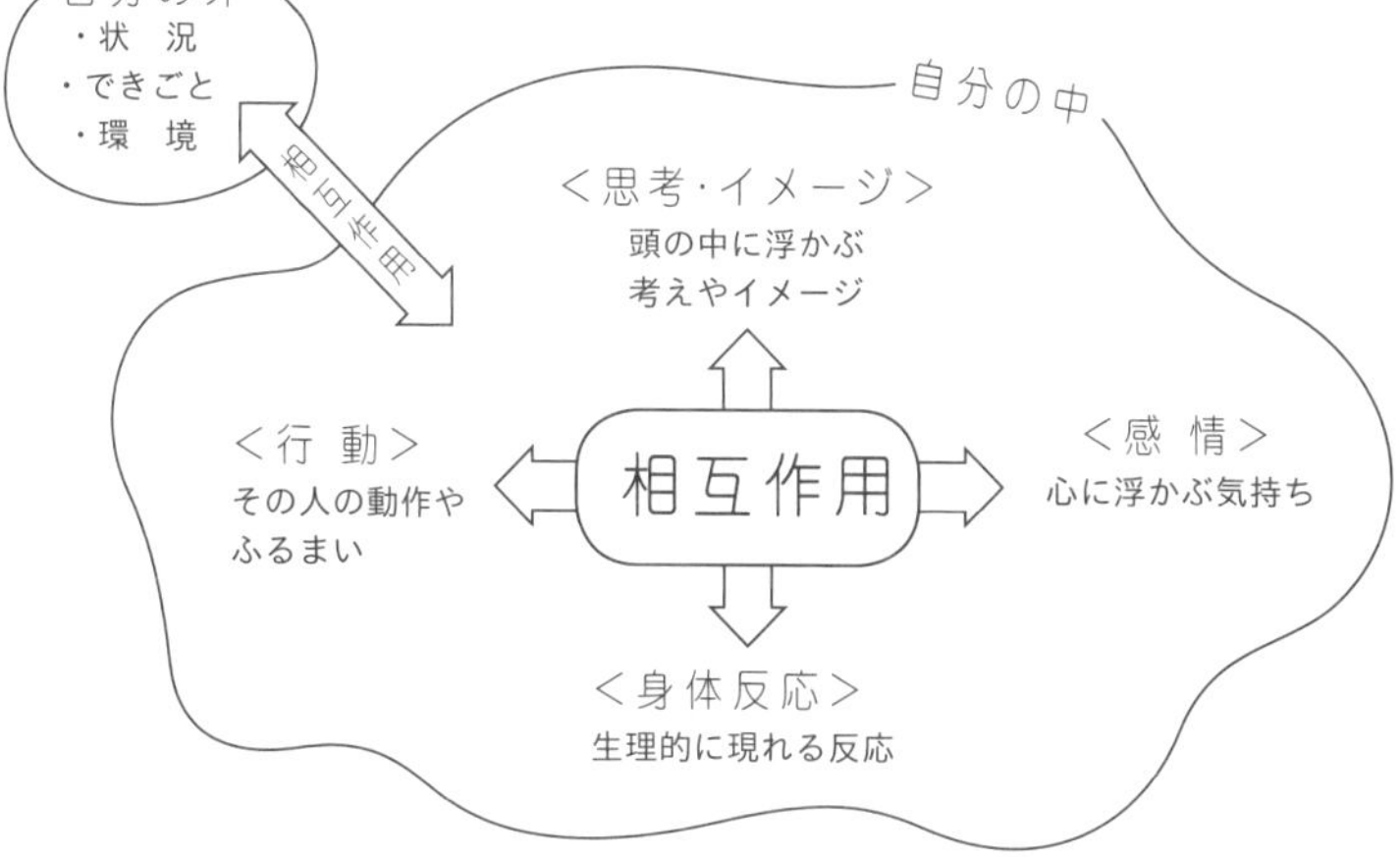

この基本モデルを使って、「できごと」などに対する、患者のストレス反応（P84の四要素）を捉えます。悪循環な相互作用が見つかったら、それを解消すべく、「思考・イメージ」つまり「認知」にアプローチするか（認知療法的）、「行動」にアプローチするか（行動療法的）を、毎回話し合いながら決めます。「感情」や「身体反応」は意図的に動かせるものではないので、直接的なアプローチは基本的にできません

ある日のいとうさんのストレス反応

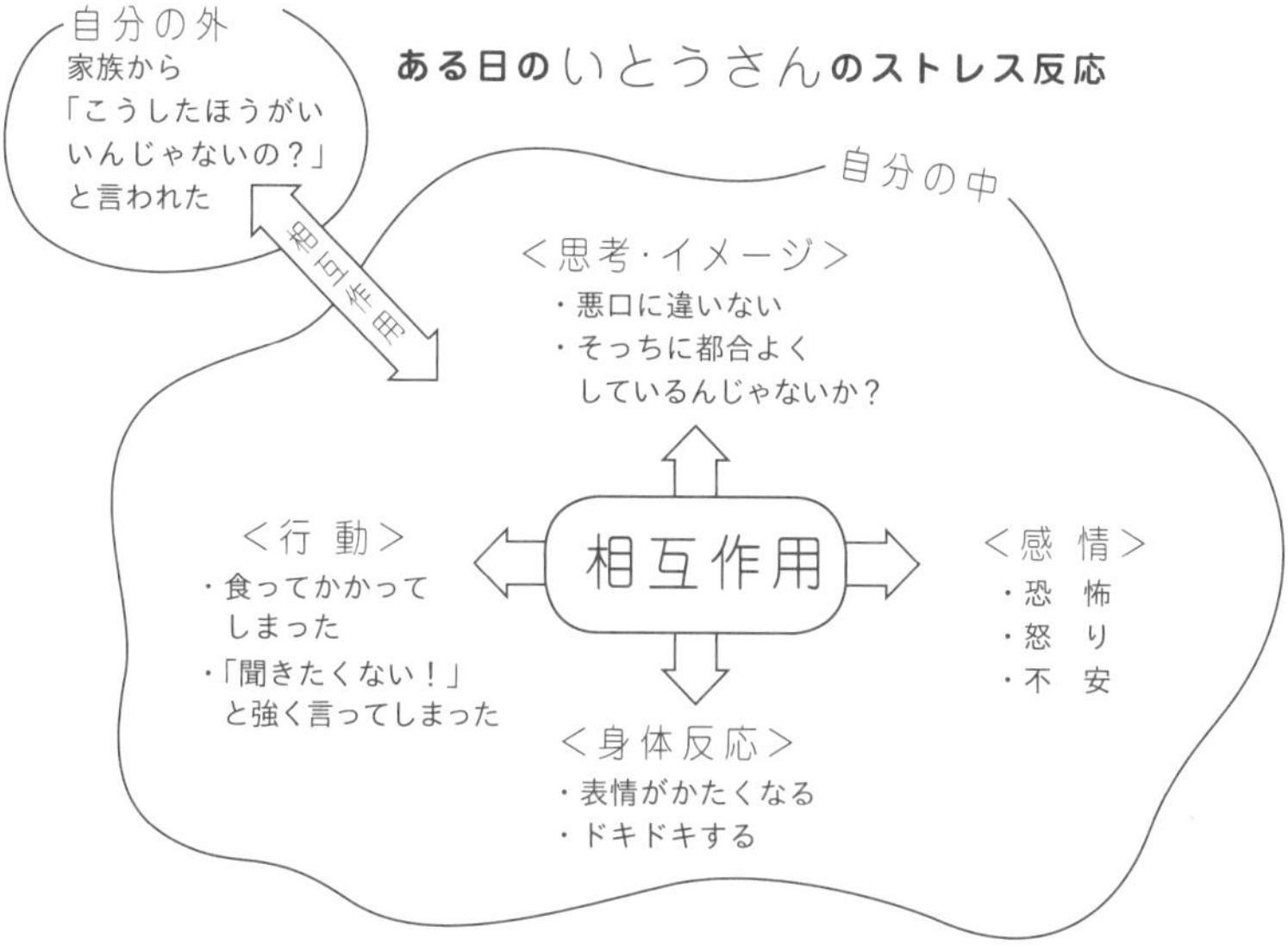

こんなふうにアセスメント（客観的評価）をしたあと、文中にあるように「ソクラテス式質問（P86）」などをして、「都合よくしているんじゃないかと思い込んでいたけどそうでもないな、ならばそんなに怒ることもないな」という流れをつくるのは「認知」へのアプローチと言えます

さっきの話で言えば、俺が「こうしたほうがいいんじゃないの?」と言われたとして、俺の考えは「そっちに都合よくしようとしてるんじゃないか」ってことで、感情は「恐怖」とか「怒り」とか「不安」。行動は「聞きたくない!」って言っちゃう、みたいなことになる。でも、これを書き出すと、「あれ? そんなに怒ることじゃないなあ」とわかるってこと?

星野

そこまですぐにいけたら素晴らしいです。「あまり怒らないようにする」という対処法にまでたどりついていて、めちゃめちゃ優秀です(笑)。でも、対処法にまでいかないにしても、そうやって相互作用を書いたものが見られるかたちになるというのはとても大切です。今回いとうさんが気づいた「思考」は「そっちに都合よくしようとしてるんじゃないか」ということですよね。こういう、場面場面でポッと頭に浮かぶ思考を「自動思考」と言います。医師から見てこれがちょっと極端すぎると思われる場合は、より具体的に考えてもらうような質問をすることがあります。いとうさんの例で言うなら「そうやって利用されるのは不快ですよね」と前置きしつつ、「利用して、相手はどうしたいんでしょう?」「いとうさんが被る害ってなんでしょう?」とか。それによって最終的に、「考えが極端だったかもしれないな」「そんなに怒ることじゃないかもな」と気づいてもらいたいんです。こういうのを「ソクラテス式質問」と言うのですが。

いとう　あぁ、ソクラテスは自分から結論を言わないからね。

星野　「考え直しシート」というのもあるんですよ。「その考えの根拠になるものはなんですか？」とか「事実に基づくものですか？」とか、考えを見直すのに有用そうな質問が羅列されています。そういうふうに「思考・イメージ」の部分にアプローチするのが認知療法的な方法です。行動療法的な方法は、試しに少しだけ行動してみるのが多いです。たとえば、うつで会社に行けない、電車に乗れないというのであれば、まずは「ゴミ出しをしてみる」とか、少しだけ普段と違うことをしてみるんです。そして、達成感とか気分の変化を確認していきつつ、不調がなければ、課題を大きくしていきます。「まずは駅まで行ってみましょう」、次に「各停に一駅だけ乗ってみましょう」など、少しずつ試していきます。

いとう　なるほどね。ちなみに、そのワークショップに参加しているのは、みんな精神科医なの？

星野　精神科医か臨床心理士か精神科の看護師がほとんどだと思います。30人くらいいて、3人1組になってロールプレイを行うことが多いんです。セラピスト（主に医師や心理士）

星野さんがワークショップで使っている認知行動療法にまつわる用紙

①思考記録

引き金	考え	感情	行動

By M.Horikosh.PhDi

②心の仕組み図

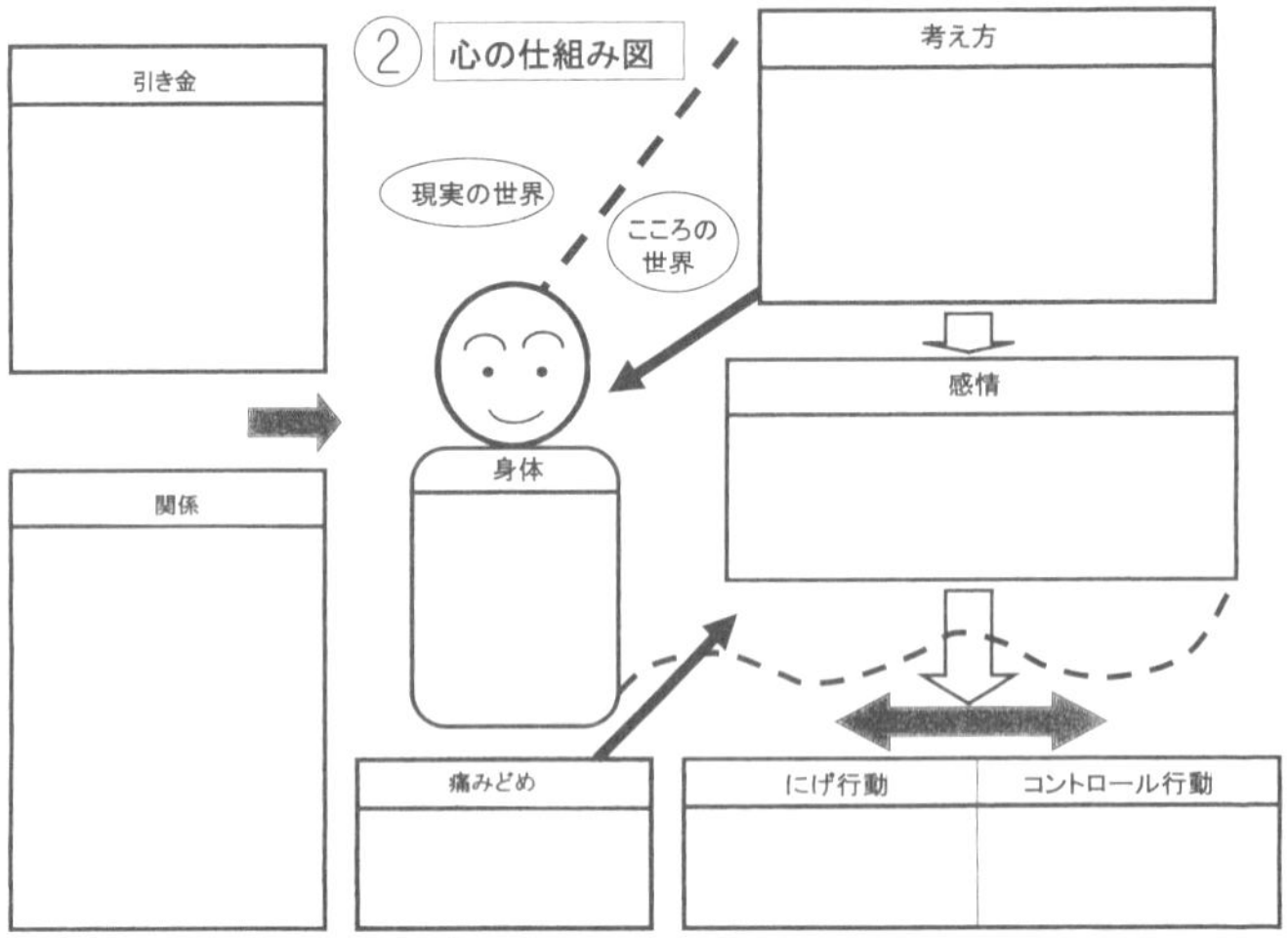

By M Horikoshi.Ph.D.

・「ある日のいとうさんのストレス反応（P85）」のようなアセスメントは、①、②を使ってもできます。僕も②を使うことがあります。①は項目が横並びになっているので、相互作用とか循環しているイメージが掴みにくいような気がしてあまり使いません　・アセスメントの結果、認知療法的アプローチをするなら③を使ったりします。「ソクラテス式質問（P86）」のガイドになるような質問項目が書かれているんです。これを一緒に見ながら考え直しをしていきます　・行動療法的アプローチをするなら④や⑤です。ある行動をしてみたら、気分がどのように変わったか客観視でき、行動を通して気分の改善を図ったり、問題解決の方法を具体的に（黒丸数字の欄に書いて）考えていったりします　・①～⑤は、僕が通っていたワークショップ（認知行動療法研修）の講師、堀越勝先生が作成され、受講者に配られたものです。他にもたくさんの用紙がありますが、ベーシックなものを紹介しました。僕は使いやすかったのでそのまま臨床で使っていますが、自分なりにカスタマイズしたり、そもそも用紙をまったく使わない先生もいます（星野）

③考え直しシート

このシートは，考え方のクセを色々な点から考え直すためのものです。質問がぴったり当てはまらないこともあります。自分の考えを見直すのに使えそうな質問をできるだけ多く選んで，答えるようにしてください。

考え：＿＿＿＿＿＿＿＿＿＿＿＿＿＿＿＿＿＿＿＿＿＿＿＿＿＿＿＿＿＿

1．その考えの根拠となるものと，その考えの反証となるものは何ですか？

2．事実に基づいていますか？　それとも、そう考える習慣ができたのでしょうか？

3．その解釈はあまりに現実から離れすぎていませんか？

4．全か無かの考えをしていませんか？

5．極端な表現や大げさな言葉を使っていませんか？　（例：いつも，この先ずっと，決して~ない，必要，～すべき，ねばならない，できない，そしていつ何時も）

6．出来事の一側面だけに注目し，その出来事が起こるまでの全体の流れを見過ごしていませんか？

7．言い訳をしていませんか？（例：怖がってなんていない。外に出たくないだけだ。他の人は私が完璧になることを望んでいる。時間がないから電話なんて掛けたくない。

8．その考えのもととなった情報は，（人づてに聞いたことや，思い込みではなく）確かなものですか？

9．可能性ではなく，確かな事実として考えていませんか？

10．めったに起こらないことを，頻繁に起こることと混同していませんか？

11．その判断は，事実に基づくというよりも，感情的に決めつけたものではありませんか？

12．まったく関係のないことを関連づけてはいませんか？

●これらの作業をして考えついた「ほどほどの考え」は？その考えを下に書いてみましょう。

星野さんがワークショップで使っている認知行動療法にまつわる用紙

No.	④ 曝露課題用紙　堀越版	名前

問題 何（行動）が問題なの？	
目標 どうなれば良いの？	

不安階層表（不安の強さ1－10）

❶		❻	
❷		❼	
❸		❽	
❹		❾	
❺		不安の強い方を①に、不安の強さを数字1－10で表す	

どれにしますか？			
いつやりますか？			
障害物は？		対応策は？	
結果と気分			

By M Horikoshi.Ph.D.

No.	⑤ 問題解決用紙　堀越版	名前

問題 何（行動）が問題なの？	
目標 どうなれば良いの？	

解決策 <なるべくたくさん挙げましょう>	長所	短所
❶		
❷		
❸		
❹		
❺		

どれにしますか？			
いつやりますか？			
障害物は？		対応策は？	
結果と気分			

By M Horikoshi.Ph.D.

役、クライアント（患者）役、そしてもう一人がオブザーバー（観察者）になります。

いとう　で、それぞれの役に分かれた人たちは……。

星野　たとえば僕がセラピスト役でクライアント役を診るとしたら、オブザーバーに「もうちょっと柔らかい口調のほうがいいんじゃないですか？」とか言われたりします。けっこう、心を裸にされる感じですよ（笑）。

いとう　ダメ出しだ（笑）。でも、立場を入れ替えることで、自分の弱点に気づくことってあるからね。

星野　そうなんです。認知行動療法は心理療法の中でも新しめでかなりロジカルです。エビデンスを示す論文もたくさん出ています。

いとう　新しくて効果も実証されてるんだ。

精神科医と精神分析医の違い

いとう　ところでさ、精神科医と精神分析医は何が違うの？

星野　まず、精神科医の中で、精神分析を専門にする先生方のことを、精神分析家と呼ぶことが多いです。僕は一般的な精神科医で、精神分析家ではありません。精神分析的心理療法というものもありますが、フロイトを祖とする精神分析を行う精神分析家は、今かなり少なくなっています。僕もすごく詳しいわけではないのですが、歴史の長さと会得への道の険しさからは、音楽ジャンルでいうクラシックのような印象を持っています。

いとう　そうなんだ。

星野　精神分析家による精神分析っていうのは、まず「カウチに寝てください」ってところからですよね。分析家は相手から直接見えない位置に座ります。これはフロイトが、見えない位置に座るようにと、明確に書いています。そして「心に浮かんだことを全部言いなさい」と言います。いわゆる「自由連想」ですね。そうやって1時間くらい話をして1万円、みたいな世界です。値段はいろいろだと思いますが。僕がやっているのは、そういうのじゃなくて……。

いとう　確かに俺、星野くんのカウンセリングでカウチに寝たことないわ。

星野　ですよね。僕らのカウンセリングは、診察室でふつうに向かい合ってお話ししますから。精神分析家も精神科医も、相手の話を聞くという姿勢は同じなんですけど、様々な部分で違いがあります。自由連想とは違って、たとえば認知行動療法を行う場合は、その日に話す話題（アジェンダ）をはじめに決めます。そして相手の心の仕組みをいっしょに解き明かしていきます。精神分析の場合は、アジェンダはなく、患者さん自身を感じ、そのことで起こる分析家自身の心の変化を感じ、患者さんの生き方の特徴を捉えていきます。それを「解釈」という形で伝えたりも。ただ、僕は座学のみでトレーニングはまったく受けていないので、話が現場に則しているか不安なのですが。

いとう　診察の回数とかはどうなんだろう？

星野　精神科のふつうの外来診療であれば、2週間〜1ヶ月に1度の受診ですし、一度の診察時間も短いです。認知行動療法なら、30分〜1時間程度を週1回で全16回とか。もちろん、病状にもよりますけど。精神分析は、1時間程度を週4回とかで、年単位で継続されます。

いとう　そんなに違いがあるんだ！

星野　一人前になるのも大変で……。精神分析家は、まず自分が分析を受けます。「訓練分析」と言いますが、これも週4回程度だそうです。しかも年単位。精神科医が認知行動療法を身につけようとした場合も、スーパーバイザーと言われる師匠のような人に

「スーパービジョン」という指導やアドバイスをもらう過程がありますけど、精神分析家になるのはかなり険しい道のりみたいです。

精神科医と心理士の違い

いとう　精神分析家と精神科医については、だいたいわかったんだけど、じゃあ精神科医と心理士は何が違うの？

星野　心理士というと、一般に臨床心理士を指します。もうすぐ公認心理師という国家資格もできます。彼らは、カウンセラーとも呼ばれますね。

いとう　ふむ。

星野　彼らが持つ資格は医師免許とは違います。投薬できないというのが僕ら精神科医との大きな違いです。逆に、臨床心理士の行う様々な心理検査〈※2〉や心理療法は、資格的には可能でも、医師は基本的には行いません。それぞれを身につけるには相当な訓練が必要ですし、そもそも診察時間も足りないんです。1時間はかかりますから。なにせ、精神科医の外来診療の診察時間は平均10分弱……。

いとう　そんなに短いんだ！

星野　もちろん医者によって長短はあるんですけど、平均だとそれぐらいですね。何年か前は、平均15分だったんですけど、患者さんの増加にともなって、診察時間がどんどん短くなっている……。

いとう　そういうもんなのか。それで臨床心理士は、医者に雇われてるの？

星野　雇われているわけではないんですが、心理検査や心理療法の指示という形で主治医が依頼することが多いですね。でも、精神科医のいないクリニックもあります。

いとう　じゃあ基本的には、病院では主治医が治療方針とかを決めて、心理士に渡すっていう感じ？

星野　そうです。「この患者さんには、こういう感じの心理療法がいいですかね」などと心理士と話し合いながら、治療を進めていくんです。

いとう　じゃあ言ってみたら、心理士がひとつの薬みたいなもんだね。カウンセリングによって、薬のように患者に働きかける、と。

〈※2〉たとえば知能検査の代表格であるWAISや、インクのしみがどう見えるか答えてもらうロールシャッハテストなどを行って、その人の特徴や問題点を査定します。これによって、的確な援助の方針が立てられることもあります（星野）

星野　システム的にはそういう感じです。

いとう　でも、俺は星野くんのカウンセリングしか受けてないよ。

星野　僕もケースによっては心理士にお願いするんです。というか、心理検査に関してはスキルが不十分なので自分で行うことは今のところまったくできません。でも、先ほど話していた認知行動療法も心理療法に含まれますが、それらをできるだけ自分で行うべきだと考えるタイプの医師は、なんとか枠を設けて数人の患者さんだけでも行ったりします。また、通常の短い外来の

精神科医と臨床心理士の違い

	資格	臨床ですること	どこで働いているか？
精神科医	医師免許（国家資格）	・診断 ・薬物療法 ・主に傾聴、共感にもとづく簡易的な心理療法 ・認知行動療法や精神分析など、専門的な心理療法を行う医師もいます	・精神科病院＊1 ・総合病院の精神科 ・精神科クリニック＊1 ・心療内科クリニック＊2 ・企業（産業医として）など
臨床心理士	臨床心理士（民間資格）＊3	・心理検査 ・専門的な心理療法 ・住民や学校、職場に対する臨床心理的地域援助	・精神科病院 ・総合病院（例えば緩和ケアなど、精神科領域以外でも働く） ・クリニック（医師がいないクリニックもある） ・学校（スクールカウンセラー） ・企業（従業員支援プログラムなど） ・児童相談所、老人施設、療育施設など福祉の分野 ・少年院や刑務所など司法の分野　など

＊1 精神科病院には入院施設があり、クリニックにはありません　＊2 ストレスが要因で主に身体に症状が現れるケースの治療をする科です。「内科」の範疇にあるとされていますが、症状が身体と心をまたぐため、「心療内科／精神科」と掲げている病院もあるし、内科医でなく精神科医が診療にあたることもあります　＊3 公益財団法人日本臨床心理士資格認定協会が認定します。協会が指定する大学院を修了しないと受験資格を得られず、今ある心理職の資格では圧倒的に取得が難しいです。「認定心理士」や「心理療法士」など「心理士」にもさまざまな資格がありますが、病院や福祉施設、学校などで心理専門職として働くためにはこの資格が不可欠なのが現状です。診療の場で、「心理士」と言う場合は「臨床心理士」をふつう指しますが、平成30年度から国家資格の「公認心理師」ができるので、状況は変わるかもしれません。また、心理士のことを「カウンセラー」とか「セラピスト」と呼ぶ場合もあります

中でも、専門的な心理療法の技法の一部を用いながら診療する場合もありますし、10分程度でも実施できる短時間認知行動療法なども少しずつ広まりつつあるんですよ。

いとう　そうなんだ、人によるんだね。

星野　はい。やっぱり医師によって診療方針は違ってきますね。僕は、精神科医と心理士は強く連携していくべきだと思うんです。僕の印象だと、心理士は薬のこととかある程度知ってることが多いのですが、精神科医は心理検査や心理療法を任せすぎているこ とが多いような気がしています。実施できるようなスキルまでは無理でも、しっかりした知識を持てば、連携内で話し合いをするための共通言語になります。そんなことを考えているうちに資格があったほうがスムーズにいくだろうと思い至って、ついに去年、臨床心理士の資格審査に合格しました。

勉強しない医者もいる

いとう　ということはさ、カウンセリングに行ったら、どの医者も星野くんみたいに図を描いて説明してくれたり、最新の治療法を勉強しているわけじゃなくて、それぞれの医者が個別のやり方を採っていると考えたほうがいいよね？

星野　まぁ、個別ですね。治療は大きく分けると、薬物療法と心理療法があるんですね。後者は「非薬物療法」と言ったほうがいいと思いますが。投薬はスタンダードな方法をみんな学んでますけど、心理療法を積極的にしようと考える精神科医のために用意された一律のメソッドというのは今のところないと思います。

いとう　えっ、習わないの!?

星野　大学の精神医学では「うつ病とは、抑うつ気分と、意欲低下と、不安と焦燥感……」みたいなことを習うだけなんですよね。より具体的な治療法は専門家になってから身につけるんですけど、そうするとこれといったカリキュラムがあるわけじゃないので、よく知らないままの人もいるっていう……。この点については、日本はすごく遅れていると感じます。

いとう　そうだったのか。各医者に委ねられてる部分が思ったより大きいんだな。

星野　はい。僕は治療していて問題意識を持つと、本を読んだり、ワークショップみたいなものに行ったりするタイプですね。それで学んだのは、人が「こういうことがあって、こう思ったんだよ」って言うときって、その裏側に必ず「感情（P84表参照）」があるってことなんです。だから誰かと対話するときは、「憂鬱ですね」とか「不安ですね」っていうふうに、相手の感情を言い当てるようにするんですね。そうすると、相手も「そうなんです！」となる。ワークショップでは、こういう練習もするんですよ。そういう「素振り」をたくさんしていけばいくほど、話の解き明かし方は上手になるんですけど、問題は、それをすべての精神科医がやれるかってことです。

いとう　そういうことを習うのは、義務ではない、と。

星野　そうなんですよ。精神科医は、基本的に精神医学を専門にしている医者で、「診断と治療」をするわけですが、「診断」とひと口に言っても、「この人の心は、今こんな構造になっているけど、過去にはこんな育ち方をしていて、こんなトラウマがあって」みたいに患者さんの心を分析するだけではありません。幻聴がありますとか、そういう具体的な症状をきちんと把握することも必要なわけです。

いとう　カウンセリングだけじゃないわけだ。

星野　今の主流はやはり薬物療法です。お薬を使うこと自体は悪くないですが、ただ、心理療法に重きを置く医者は、対話でなるべくよくしていきたいので、不安を取り除いて対話に入りやすくするためにお薬を使う感じです。医者の中には、逆に薬物療法に寄ってる人もいます。基本は両方のバランスを取るのがいいんでしょうけど、残念ながらそれができない医者もいます。

いとう　ふつうの薬を出す医者もいれば漢方薬を出す医者もいる、っていうのと似てるよね。患者も医者の方針を理解した上で、それこそ「先生を使う」ぐらいの気持ちでコミュニケーションできればいいいと思う。

星野　そうですね。

幻聴が聞こえている人との対話

いとう　それからひとつ訊きたいんだけど、非薬物的な治療は、やっぱり「話を聞いて共感する」っていうのが、ほとんどすべてみたいなことなのかな？　こちらがきちんと共感すれば、それが糸口になって、向こうからも歩み寄って来るもの？

星野　歩み寄ってほしいというよりは、遠ざかってほしくないんですよね。やっぱり怖いと思うと遠ざかるじゃないですか。だから、患者さんがちょっとおかしなことを言ったとしても、否定はしないで、まずはちゃんと話を聞きます。これは精神科医として当り前の姿勢と言えると思います。おかしなことって言ったらあれですけど……。

いとう　「幻聴が聞こえる」みたいなことでも?

星野　そうです。トイレのとき、「あぁ、出た出た」って声が聴こえるとか。あとは「隣の人に盗聴されている」と思って家のコンセントを壊して盗聴器を探す人なんかもいます。でも、頭ごなしに「いやいや、それはおかしい」って言うと、怒っちゃう人もいるし、「警察も味方になってくれないし、病院もダメなんですね」って言って、診察に来なくなっちゃう人もいる。

いとう　本人には確かに聞こえているわけだから、それを否定されると気持ちが折れちゃうよね。

星野　はい。だから僕は「それはかなり大変ですね」っていう話からまず入るんです。「大変なんです。でも、変だと思ってますよね?」と言われたら「まぁ確かに、ちょっと変だなとは正直思ってます」ぐらいは言いますけど、それよりも「大変だ」「辛い」という感情を共有することが大事で。「辛いですよね」「今おっしゃっていたことは変というか、非現実的だとは思いますけど、その辛さが和らぐようにお薬出します」……みたいな話し方をすると、「じゃあ薬飲んでみます」となる。で、「飲んだらちょっと

いとう　辛さがなくなりました」という段階まで来たら、「ところで最近盗聴どうですか？」と訊くと「いや、最近盗聴されてないですね」みたいになる。そういう流れに持っていけるといいんですよね。

星野　一番は「感情を共有する」ってことなんだね。「辛いですよね」って共感してくれたら「はい辛いです」って素直になれるもん。なんだか辛いと思ってるから病院に来ているわけであって、極端な話、もし辛くなければ、変な声が聞こえていても平気だもんね。

いとう　幻聴については、聞こえてるけど辛くないって人もいますよ。

星野　あっ、やっぱりそうなの？

いとう　はい。「応援してくれる」とか言って（笑）。そういう人は全然いいんですよ。

星野　そうだよね。がんばれるもんね（笑）。

いとう　ええ。幻聴が心の支えになっている人だっていますからね。そういう人はわざわざ病院に来ないです。

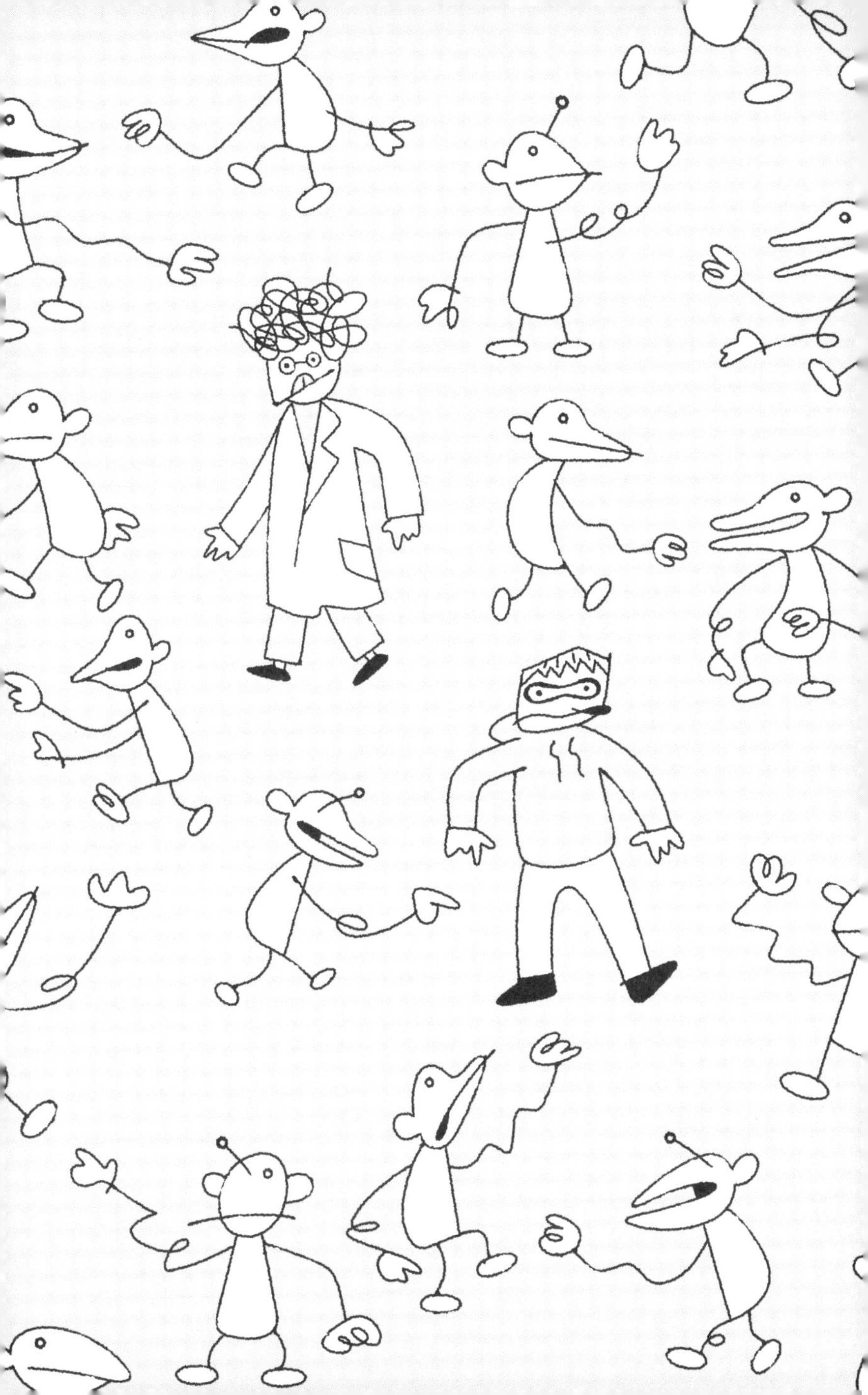

いとう　幻聴で思い出したけど、前に渋谷で□□□《クチロロ》関係の飲み会があったじゃない？

星野　ワンマンライブのあとの打ち上げですね。

いとう　そうそう。そのときさ、すっごい妄想を持ったやつがいたじゃない。

星野　ああ、□□□ファンの彼ですね。まぁ、ファンというか業界内の人ですが。マンションに住んでるんだけど、自分の部屋の上下左右を、チンパンジーを教祖とする宗教の人に囲まれて、迫害されてるんだって言ったんですよね。あと、□□□って、フィールドレコーディングで音楽作ったりしてるじゃないですか。それを聴いてるせいか、迫害のされ方が、網戸をパンって閉める音と、カーテンをシャッて閉める音で、「パン、パン、シャッ！」ってリズムで訴えかけてくるって……（笑）。

いとう　そう。酒飲みながら「本当に困るんですよー」とか言ってるわけ。こいつ大丈夫か!?と思ったら、星野くんが隣でニコニコ聞いてるから……。

星野　まあ、本人が診察を必要としていないから検閲するような真似をしてもしょうがないですが、医師として診察するなら、プライベートなことまで訊いていくことになるでしょうね。違法なクスリやってないか、とか。もちろん、相談されれば、いい先生を紹介するつもりですよ。

いとう　チンパンジーを教祖とする宗教ってなんだよ！って感じなんだけど、あんな面白い妄想、初めて聞いたなあ。□□□でライブしてるときも、一番前ですげえノッてるやついるなと思ったら「あっ、お前、チンパンジーのやつじゃねーか！」みたいな（笑）。

星野　あはは（笑）。

いとう　チンパンジーの教祖を自分の部屋に運び込まれたとか言ってたよね。

星野　マンションのトイレの天井に、開けられるところがあって、そこから教団の人が忍び込んでるとも言うんですよ。「その根拠はどこにあるの？」って訊いたら、「帰ってきたら、うんこがしてある」って（笑）。「僕はしてないから、忍び込んで嫌がらせでうんこをしてるんだ」と。まあ、本人が流し忘れてるだけだと思うんですけど、「へえ、そうなんだ」って聞くようにしてて。

いとう　あれは妄想の典型でしょ？　嫌がらせを受けてるとか、監視されてるとか。

星野　まぁ、妄想かどうかは決めつけられないですけどね、今のところ。でも、仮に妄想だとしたら、本人が「絶対そうだ」って思ってる限りは訂正不能でしょうね。

いとう　でも彼は病院通ったりしてないわけでしょ？　けっこうな強い妄想を持っている人たちも、ふつうに生きてるし、仕事もしているわけだもんね。

星野　「ちょっと変だな」っていう妄想や幻聴があったとしても、社会適応できていれば、そんなに気にする必要はないと思うんです。あっ、薬物はもちろんダメですよ。逆に言えば、社会的に破綻しているのなら、これはもう絶対に受診させたほうがいい。最終的に迷惑行為で警察のお世話になり、強制的に受診の末、入院ともなりかねないので。

いとう　ふつうに生活できてる人はまあ置いておくとして、問題は、辛いと思ってる人だよね。精神科医は「お辛いですね」って言うのが仕事だし、そういう訓練もしてきているけど、俺ら部外者はなかなかそういう感情を持てなかったりする。ちょっと考えが違うだけでいがみあったりしてさ……。多少考え方が違っても、「まあ、考え方は違うけど、あいつが辛いと思ってるってことだけはわかった」みたいに歩み寄って行くことで、対話が成立する可能性はあるのにね。

星野　これ、極論というか理想論ですけど、多分、およそ相容れないような価値観を持つ人とのやりとりでも、共感ってできると思うんですよね。あくまで理想論ですよ？　たとえば、ＩＳ（イスラム国）の人たちと話をする機会があったとして、彼らが「怒っている、ぶち殺したい」と言ったら、その理屈はわからなくても、イライラは伝わりますよね。それで、「すみません。ちょっと、なんでそういう考えになっているかはわからないんですけど、イライラしているのはわかったので、もうちょっとお話聞かせてもらえませんか？」と対話できる可能性は、なくはない。「辛さは伝わりました」みたいな態度で接するのと、「お前ら、ぶち殺すとか言ってると、こっちもやり返すよ？」って言うのと、全然違うじゃないですか。

いとう　うん、全然違う！

星野　非対話的なコミュニケーションがどんどん積み重なっていくと、最悪、国対国の争いになる。そんな気がするんですよね。

いとう　確かにそう。物事を判断するときに、全肯定か全否定しかないみたいな考え方は危険だってことを、俺らはちゃんとわかっておいたほうがいい。

星野　本当にそうだと思います。部分肯定、部分否定の大切さを知っているかどうかで、他者との関係はだいぶ変わってきますから。

いとう　……それにしても不思議なんだけど、星野くんはどうしてこの仕事に就こうと思ったの？　しかも心理療法にものすごく力を注いでいて、なんか独特だよね……。

星野　えっ、僕ですか⁉

いとう　次回は、俺が星野くんの話を聞きたくなった！　傾聴のプロに俺が傾聴する。

星野　うわ〜、なんか緊張するな（笑）。

いとう　いやいや、大丈夫だって（笑）。けっこううまくやると思うよ俺。

その2

星野さんはなんでお医者さんになったんだろう？

精神科医・星野概念の始まり

いとう　前回予告した通り、今日は星野くんに質問するところから対話を始めたくて。

星野　僕、人の話を聞くのは仕事なので得意なんですが、訊かれるのはどうだろう。うまく話せるかな……。

いとう　まあそこは俺を信じなさいよ。

星野　わかりました（笑）。

いとう　まず俺は、星野くんと喋れば喋るほど、「なんでこの人は医師として患者さんに傾聴し、共感する道を選んだのか？」ってことが気になってきたんだよね。いろいろな職業がある中で、精神科医になり、非薬物療法を重視して、カウンセリングはなるべく自分で……って、すごく徹底してるよね。そこにはどういう必然があったの？

星野　はじめは脳科学みたいな研究がやりたいなと思って、学問的な興味から精神医学の道に入ったんですけど。

いとう　最初は脳科学で、しかも研究のほうだったんだ。

星野　そうなんです。でも、最終的に臨床のほうへ行きました。

いとう　やっぱり生身の人間を診察したくなった？

星野　簡単に言えばそうなりますね。まぁ、結局は人間が好きなんだと思います。

いとう　だとしても、なんでそこまで対話に重きを置くの？

星野　僕がなぜ共感を大事にしているかというと、プライベートでも、共感したほうが揉めないし、相手のことがよくわかるからです。当たり前ですけど、自分と全然違うことを考えたり言ったりする人なんて、生活していく中でいっぱいいるじゃないですか。で、その人が何を考えてるかとか、どうやってその考えに至ったのか、っていうのを聞いているうちに「共感するってことが、相手を知る〝入り口〟になるな、面白いな」と思うようになりました。

いとう　なるほど。

星野　でもこれは、あくまで僕の場合ですよ？　すべての精神科医がそう考えているわけじゃないと思います。仕事はちゃんとやるけど、プライベートだとまったく共感とかしない人もいるらしいので。

いとう　オン／オフはっきりしてる人も中にはいるってことか。

星野　そうなんですよ。僕の場合は、たまたま自分の興味と仕事が一致したんだと思います。なんでもそうですけど、「〇〇しなければならない」っていうのにとらわれすぎるとキツいじゃないですか。それって、とてもざっくりした話ではありますけど、フロイトの構造論で言う「超自我〈※1〉」的なものですよね。欲望を抑制するもので、親からのしつけを通じて植え付けられると言われています。で、その対極にあるのが「〇〇したい」っていう本能的なエネルギーで、これは「エス」とか「イド」と呼ばれています。エスとかイドは欲望で、僕が精神科医になったのも、「自分の欲望を満たしたい」と思ったからです。欲望に忠実だから仕事のモチベーションも自然と高くなる。そういう意味で言うと、この仕事を選んだのは、実は……もっともらしく説明しましたが、大した理由はないっていうか、単純にそっちのほうがいいなと思ったからですね（笑）。

ハブられているクラスメイトとの交流から始まった

いとう　でもさ、他者に共感することのメリットはある？　共感された側にはもちろんあると思うんだけど、共感する側にもきっと心理的なメリットみたいなものはあるわけでしょ？　共感しようとしている自分も変化するというか。

星野　あー、なるほど。共感される側だけじゃなく、する側にも何か変化が起こると？

いとう　うん。共感する側にも、何かもたらされるんじゃないかなって。

星野　えっと……すごく個人的なことなんですけどいいですか？

いとう　もちろん。

星野　小学校のときに、貧乏だからって理由だけですごいハブられている女の子がいたんですよ。「バリア〜！」みたいな嫌がらせをされていて。なんで貧乏ってだけでそこまでハブられるのか意味がわからなかったので、授業で「じゃあ二人組を作ってください」ってときは、その子と組んだりしてたんですよね。あえて二人組になりたかった

〈※1〉オーストリアの神経病学者、精神分析の創始者ジクムント・フロイトは、構造論という自らの理論の中で、人間の精神構造が「超自我」「自我」「エス（またはイド）」の3層からなると考えました。「エス」は、不快を避けて快を求める快楽原則に支配された本能的なエネルギー。「超自我」は子供のときに親から植えつけられた道徳観や価値観で、「エス」を検閲して抑圧します。「自我」はこれらのバランスをとる統制役のような感じです（星野）

わけでもないんですけど、ぜんぜん嫌じゃなかったので。その子は普段ハブられているから、何も喋らないし、話しかけても無視してくるみたいな感じなんですけど。

いとう うん。

星野 でも、林間学校で肝試しをやらなきゃいけなくなって、そのときもその子と二人組で、手をつないで歩いたら、めちゃ話が弾んで。すごく嬉しかったんですよ。なんだろう……ちょっと扉が開くのを感じて、なんか嬉しかったんですよ。「閉ざしていた人が開いた」みたいな。それで、扉を開くと、やっぱりちょっと柔らかくなるんです、相手の態度が。そうすると感動するんですね。

いとう なんとも言えない感動があったわけだ。

星野 自分でもよくわかんないんですけど、感動しましたね。ですから、そういうものを仕事にも求めている可能性はあります。「扉を開かせてやった!」という気持ちはないつもりなんですけど、経験上、扉が開くと表情が柔らかくなることを知っているわけです。だから仕事でも「すぐに話してくれなくてもいいけど、話せるような雰囲気をなるべく作るから」みたいなことはずっと考えてますね。

いとう ……ということは、やっぱり共感する側に心理的なメリットが生じている?

星野 そうですね。僕個人に関しては、そうです。……こういうことってちゃんと考えたことなかったですけど、言われてみるときっかけ的なものってあるな……すごいですね、分析受けているみたい（笑）。

いとう　やっぱり何か特別なきっかけがなければ、こういう仕事は選ばないんじゃないかなと思ってさ。

星野　僕はあまり自分の話をしないんですが、よくよく考えてみたら、やっぱり小6の林間学校でやった肝試しが、原体験としてあるのかもしれません。「わー、こいつこんなに喋るし、めっちゃいいやつじゃん！」みたいな。ああいう瞬間を今も密かに求めているのかもしれないですね。

いとう　もし「扉を開かせてやった！」っていうふうに思っちゃったら、感動は減ると思うんだよね。それはゲームの達成感に過ぎないから。

星野　ええ。

いとう　やっぱり「共感する」というかたちで相手に寄り添っているから、相手が開いているとき自分も開いているように感じるんだろうね。自然と感動が生まれちゃう。

星野　「僕が何かをしてあげた」という意識が希薄だから、よくわかんないまま感動してるんですよね。

いとう　相手の感動は、「クラスメイトと話せた」っていうことだから、わりと言葉にしやすいけど、星野くんの立場はそうではない。もっと純粋に、人間的な心の振動が共鳴したとか、そういうことでしょ？

星野　そうなんですよね。だから神田橋先生の離魂融合にすごく納得しちゃうのかもしれないです。

喧嘩中の恋人にも傾聴する

いとう　星野くんは、傾聴と共感を単なる職務と思ってないから、オン／オフがないという話だったけど……。

星野　これはもう僕のパーソナリティの問題ですけど、僕、あまり人と揉めたくないんですよね。揉めると疲れるし、喧嘩すると涙が出てくるんですよ。

いとう　泣いちゃうのか。

星野　自分が辛くて、耐えられないんです。だから、なるべく対話で解決をしたいと思うので、怒りをぶつけられても、「すごく怒らせているのはわかるんだけど、なんでか教えてくれる?」って言いますね。これ、職業病なのかな……。

いとう　カウンセリングと同じだよね（笑）。それを恋人とかにもやるわけでしょう。

星野　はい。でも、そうすると、話をしてくれるんですよ。

いとう　プライベートでもカウンセリングみたいなことを。すごいね。

星野　僕は喧嘩になっても相手を論破とかできないですし、したくないですけど、自分が改善できるところはちゃんと改善したくて。なので、プライベートだったら、相手の話を聞いた上で、「僕はこう考えたんだけど、僕の考えとあなたの考えの中間地点を取れないかな?」みたいなことは言いますね。

いとう　冷静！　喧嘩のときでもコミュニケーションが取れる恋人っていうのは、かなり理想的だよね。俺は仕事ならまだしも、プライベートではそんなことできないよー。

星野　やっぱりちょっと難しいですかね?

いとう　「会話を回す」っていう状態はプライベートにいらないと思っちゃってるんだよな。自分が何か考えごとをしているとき、人から話しかけられても聞いてないし、「ふんふん」とか言ってるだけ。そのバックチャネリングには心がないからリズムもずれてるし、相手の話を引き出せない。俺、プライベートは全然ダメ（笑）。

星野　あはは（笑）。

精神科医が約分してくれるスッキリ感

いとう　人の話が聞けないことについては、カウンセリングでも話してるけど、そのときに星野くんが図解しながら、「いとうさんがイライラしちゃうのって、この部分ですよね？」って教えてくれるから、「あっ、なんか傾向があるんだな」ってわかる。「他のことに集中したいからイライラしちゃうんですよね？」とかさ。

星野　やりましたねえ、それ。

いとう　それで「そう、他のことに集中したいのに話しかけられると頭にきちゃうんだよね」って言うと、「でも、相手にしてみたら、いとうさんの気持ちはわかりませんよね」って返されて。「いとうさんの立場と、他の人の立場はやっぱり違うのでは」という感じで解き明かされていくと、「ああ、そうか、『ごめん、今集中してるから』って言えばそれで済むことなんだ」とわかる。そのひと言が言えないがために、意味のない会話がズルズルと……強い言葉で拒絶するしかないところまで我慢したりとかさ。

ちゃんと優しく言えれば、すぐに歩み寄れるのに。そういう意味では、星野くんが持っている精神科医のメソッドをちょっとずつ分けてもらうことで、自分に対してかなり客観的になれたと思う。

星野　よかったです。

いとう　俺って世間的には言葉が達者だって思われるのかもしれないし、だからカウンセリングもうまくいくんだろって思われるかもしれないけど、カウンセリングに行ったら、俺の表面的な部分の言葉って、星野くんは受け流していると思うんだよね。俺がわーって喋っても、「それは集中したいからですね」とかあっさり言われて。もうね「ガクン!」みたいな感じなの。「あぁ、そっか、ガクン!」って(笑)。要するに約分されちゃうわけ。人間っていくつかの至極簡単な条件のもとで感情が動くんだろうね。その上にいろんなものが載っかっちゃってるから面倒くさくなるだけで。だから約分されると「すっごいわかりやすいじゃん、俺! ダメじゃん、俺!」ってなる(笑)。

星野　話を聞きながら整理していくと、約分の答えがなんとなく見えてくるんですよね。僕は患者さんとけっこうお話ししますけど、大家の先生とかは、ボソッと「……ということ」ってひと言で約分しちゃうかもしれません。

カウンセリングされたことが日常に活きてくる

いとう　俺にはまだダメなところがあるけど、それでも「共感が大事なんだ」ってことを星野くんに教わってからというもの、友達とか家族への態度が圧倒的に変わったんだよね。自分でもびっくりするけど。

星野　わー、そうだったんですか！

いとう　俺は昔からよく相談されるタイプで、自分では相談に乗るのがすごくうまいと思っていたけど、共感の大事さに気づいてなかったんだから、そこまでうまくなかったと思うんだ。その頃に比べたら、今はだいぶマシになったはず……。

星野　とりあえず、相談されたときって、相手の言いたいことをくみ取るじゃないですか。で、くみ取ると「だったらこうすればいいんじゃないの？」と言いがちなんですけど、自分のくみ取ったものが、相手のくみ取られたいものとばっちり合っているかどうかはわからない。同じ「辛い」でも、これとそれでは違う「辛い」かもしれないってことです。（机にあった様々なかたちのクッキーを指差して）「クッキー」って言われて、こういうのをイメージする人もいれば、もっと違うものをイメージする人もいるわけで、それってその人の過ごしてきた時間で変わるじゃないですか。

いとう　うん。

星野　つまり「辛い」っていう一個の言葉にも、いろいろあるんです。だから、「辛い」と言われたときに、「辛いってこういうことだよね！」ってすぐ自分の「辛い」に置き換えてアドバイスをするよりも、「それは辛いよね〜」みたいな感じで、おおざっぱに相手の側に立ってから、徐々に解像度を高くしていったほうがいいんですよね。そうやって相手の「辛い」がどういう「辛い」なのかを摑もうとするのが、共感なんだと思います。

いとう　なんというか、半分俺、半分相手、っていう状態だね。とは言いつつ、まだうまくできないこともあって。この間、娘からメールが来てさ、ちょっと怒られちゃったんだけど、俺もカーッときて「ふざけんなよ！」って返しちゃった。でもこれは、明らかに共感が足りなかった。あとから「しまった！」と思ったもん。メールが来たときに、どうしてこんなメールなんだろう、体調が悪いのかな、気持ちが落ち込んでいるのかな、ってことを気遣えれば、結果は全然違ったはずなのよ。これは、親子だけじゃなくて、恋人同士や、他人同士でもそうだよね。

星野　あとからであっても気づけたということは、いいことだと思いますよ。

相手を理解する方法／自分のせいにする、箇条書き

星野　実際、診察室に来る患者さんは頭がとっ散らかっちゃってたりするんで、対話も一筋縄ではいかないんですよね。

いとう　初めて精神科を受診する人なんて、特にそうだろうね。

星野　はい。そういう患者さんには、「すみません、ちゃんと理解したいのでちょっと整理してもいいですか？」みたいな感じで、自分のせいにしていったん整理します。もう余裕がなくなって、パソコンでいえばＣＰＵが限度ぎりぎりな状態になっているから、途中でフリーズしたり、わけわかんなくなって泣き出しちゃったりとかする。でもこれはしょうがないことなんですよね。なので、なるべくそうならないように「ここまで聞いた上で、一回僕の理解したことを言うので、もし違ったら、違うって言ってもらっていいですか？」と。

いとう　うんうん、確認するんだ。

星野　「すみません、まだ理解があんまりできなくて」とか言いながら「今○○さんが言ったのは、こういうことですよね?」と言うと、「まぁそうですね」とか、「いや、ちょっと違うんです」とか、反応が返ってくる。もし違うと言われたら「どこらへんが違いますかね? なるべくわかりたいんですけど」みたいな感じで、進めていく。

いとう　あー、それはわかるような気がする。ある混沌をちょっと整理できると、他のものまで整理しはじめちゃうときってあるじゃない? 喋ってる本人が「こうだからこうでしょう?」

……ああ、わかりました、先生!」っていうふうになる。これがベストってことで

星野　ベストですね。それに至らないときは、まぁ、いろんな方法があるんですけど、とりあえず、話したいことを箇条書きにしてもらって、「この中で、一番話したいことっていうとわからなくなると思うので、上位3位はどれですか?」と訊いてみたりします。それで患者さんが3位まで決めたら、「じゃあ、今日はなるべくこの3つをメインに話しましょうか。他のことは、別に話してもいいんですけど、そうすると多分こんがらがっちゃうので」みたいに話して。これを何回か続けることで「あぁ、わたし、こういうところがあるんだ」という理解につなげていきます。

いとう　相手に考えてもらうんだね。

星野　はい、やっぱり一回の診察では難しいことが多いので、数回に分けて。あと、僕は人の話を聞くのが仕事だから付き合えるけど、ふつうは、言いたいことがあまりにもまとまってないやつの話を1時間も聞かされると「お前ふざけんなよ！」ってなるじゃないですか（笑）。

いとう　あの不毛な時間ね。勘弁してくれよ、と（笑）。

星野　実は、人によっては、長い時間話をすることで妄想が体系化されるとも言われているんですよ。

いとう　話してるうちに、誤謬《こびゅう》なく、矛盾なく、妄想が体系化できちゃうってこと？

星野　科学的根拠がどれくらいあるかわからないし、それでもじっくり話していくことが大事だという意見もあります。僕の場合、あまりに妄想が体系化してしまう患者さんには、まずはカウンセリングよりも薬主体の治療をしたほうがいいと考えていますし、それが現状の一般論だとも思います。

いとう　長いこと聞けばいいってもんじゃないんだね。あえて会話を短く切ることで相手にインパクトを与えるってのは、俺ツッコミだからよくわかるよ。みうらさんなんて「今、天狗がキてるんだ！」とか言うわけ。天狗がもうすぐ大ブームになると。しばらく我慢して聞いたあとに「キてねえよ！」って言うと、やっぱり本人も笑うもんね（笑）。

星野　あはは。

いとう　対話って、つなぐだけじゃないよね。切ることもある。個人的な思いが広がりすぎると、客観性を失う場合があって、それに浸っちゃうっていうのはよくわかる。だからあえて切る、みたいなことも必要だよね。

星野　そうですね。人によるんですけど、あんまり長く話しすぎると、自分を責めすぎたりとか、とめどなく話し続けちゃうとか、そういう人は確かにいるので。

いとう　なるほどね。

星野　だから悩んでるときって箇条書きにするといいんですよ。頭の中を水でたとえるとしたら、頭が混乱しているときって、水の中に悩みごとがいっぱい浮いていて、このことを考えたいのに、流れていっちゃう、という状態です。それでまた別の悩みについて考えたいと思っても、どこ行ったんだ、わけわかんねぇ！ってなる。基本的に、水が濁ってないときにしか整理できないんですよね。その点、箇条書きにすることって、水に浮いているものを拾い上げて別のところに置いていく感じなんですよ。自分で自分を俯瞰《ふかん》するというか。普段、自分の考えを書いたりって、あんまりしないと思うんで、やるとなると腰が重くなっちゃうかもしれないですけど、書くと頭の中が整理できるんです。

いとう　書くということは、外化することだからね。

星野　そうですね。やっぱり脳の中を、というか心の中を、ちょっと「見える化」することが大事なんですよね。

いとう　精神科医の持ってるテクニックは実際もっと高度で複雑なんだろうけど、話の聞き方とか整理の仕方については、俺たちが日常的に取り入れられるものもあると思ったな。

星野　家族間、友人間でのちょっとしたコミュニケーションの場で、知っておくと役に立つということはあると思います。もちろん、しんどかったら無理しないで病院に来てもらうのが一番なんですけど。

いとう　そうだね。「扉が開くと感動する」医師がいるんだと思うと、行きやすいわ。

星野　それはまあ僕の場合ですけど(笑)。でも、みんなプロで、患者さんをより良い状態に持っていきたいと思っているのは本当なので、遠慮せず委ねてもらえたらと思います。

その3

精神科にはプロがいる。安心して大丈夫

いい患者じゃなくていい

いとう　星野くんみたいな医者もいる、ってわかったとしても、精神科とか行きづらいんだろうなあ。いざ行こうと思っても、みんなカウンセリングには相談するテーマがなきゃいけないと思ってそうじゃない？

星野　そうかもしれないですね。

いとう　自分でテーマを設定して、それが解決したら通院は終わり、っていうイメージがある。

星野　俺も最初はそう思ってたし。今振り返れば、テーマがなきゃいけない、って思うのは、心のどこかで「いい患者でいなきゃいけない」と思ってしまったからかも……。ちゃんとしなきゃと思ってしまったんですかね。

いとう　だけど今の俺はそこから抜けだした。最近は悩みを言わないことも多いよね。「星野くん、この頃どうなの？　なんか原稿書いてる？　こういうふうに書いたほうがいいんじゃない？」とか、勝手なことを言ったり（笑）。まあそれは「相談に乗りたい俺」を星野くんにぶつけてるわけだけど。

星野　世間話にしか思えないことでも、話してもらって大丈夫ですよ。

いとう　別に話が整理されてなくたっていいんだよね。だって、病院に来ていること自体がひとつのメッセージなんだから。これ、ふつうの病院でも同じでさ。耐えられないくらい胃が痛いから明日病院行こうと思ってると、なんだか胃じゃない気がしたり、痛みがやわらいでる気がしたりして、医者にうまく状態が伝わらないように思えてくるんだよね。立派な患者じゃないと診察を受けちゃいけない的な、超自我が働いちゃう。

星野　そうですね。患者さんの話が整理されてないときは、とりあえずこちらで話を整理して、「こういうことが言いたいんですよね」ってことを確認するところまでで終わっちゃう日もありますけど、それでいいんです。

いとう　最初からきれいに整理して話せる人ばかりではない。

星野　はい。自分で考えを整理してからじゃないと受診してはいけないってことは、まったくないです。でも、患者さんは何かが辛いから病院に来ているわけじゃないですか。だから「どんなことがあったんですか？　そのとき、どう思ったんですか？」と質問して、こんがらがった話を解き明かしていくうちに、「ラベルを貼れる」じゃないですけど、「これが辛いんじゃないか」ということがちょっとわかってくる。頭が混乱してしまっている人というのは、それだけでもすっきりするんですよ。

いとう　そうやって、どんな内容であっても星野くんが傾聴して整理してくれるからこそ、「この間から思ってたんだけど、俺ちょっと抑うつ的な感じが出てきてると思うんだ」という話が、日常会話の延長でできる。それが俺にとってはすごく楽なの。つぎ会ったときはこんな話をしてみようと思えると、普段からわりと冷静でいられるんだよね。

星野　必要以上に落ち込まないし、苛立たない。

ただ、患者さんに向かって「何言ってるかわかんない」って言っちゃう医者も中にはいるんですよ。僕が以前勤めていた病院にもいました。僕の異動で患者さんを引き継いでもらったんですが、頭ごなしに、「あなたは病気だから」みたいなことを言ってしまって……。患者さんたちが続々と僕のところに来て「あの新しい先生はダメだ」とか言うんですね。

いとう　それはダメでしょ！

星野　そういうトレーニング不足の人もいるんですよ、残念ながら。本来、心理療法では「あなたは◯◯すべき」といった示唆は、なるべく与えないようにするんです。こちらは医師で、相手は患者さんですから、どんなに上下関係をなくそうとしても難しいです。そういう関係性がある中で、「あなたにはこういう傾向があるよ」とか「こういうふうにしなきゃダメだよ」って言うと、一種の洗脳になっちゃうんですよ。

いとう　それはそうだろうね。

星野　精神科医とかカウンセラーの役割っていうのは、患者さんを治してあげることじゃなくて、その人が自分で治るのを、応援することなんです。なぜなら、その人の辛さは、究極的なことを言えば、その人にしかわからないので、こっちが治せたかどうかを判断することは難しいわけです。顕微鏡で見られるものでもないですから。だから、「こういうふうに考えてみたんだけど、どうですか?」と訊くようにしていますし、患者さんが「あっ、わかりました。こういうふうにしてみます」みたいになったら、それが一番ですね。

いとう　患者自ら気づくのが重要だというのは、俺もよくわかる。

星野　患者さんの自助機能を増幅させるためのアドバイスはいろいろするんですけど、「あんたは病気なんだから、こう考えなきゃいけない」とか言っちゃうと、カウンセリングじゃなくなっちゃう。自分色に染めていることになるので。そしたら、その人も一生通院しなきゃ不安になっちゃう。「○○先生のお言葉を！」っていう感じになっちゃうじゃないですか。

いとう　それは「治った」とは言えないもんね。

星野　そうなんですよ。でも、お言葉を与えてしまう先生もいるんですけどね。それは患者さんもいうマイナス思考をして！」とか、説教しちゃう人もいるんです。それは患者さんも辛いだろうと思います。それがいくら正しいことであっても、他人の考えを押し付けられると、どこかでひずみが出てきますし、まわりまわって、「先生があああいうふうに言ったから、その通りにやったのに全然ダメじゃないか！」となる可能性もありまず。だから、ちゃんと距離をとらなきゃならない。これがごくプライベートな親子関係とかだったら、「あなたはこうすべきだ」っていうふうに、責任を持って言い切っていい場面もあると思うんですけどね。まあ、だとしても、本人がどうしたいかは、尊重したほうがいいですよね。かといって、尊重しすぎて、自己責任にするべきでもない。すごく微妙なんですよ。

いとう　難しいねえ。

星野　たとえば、患者さんが「南スーダンに行きたいです」みたいなことを……そんな極端なことを言った人は僕の患者さんにはいないですけど、そういうことを言ってきたら、

いとう　「気持ちはわかりました。じゃあもうちょっと考えませんか？　あなたにはまだ見えてない部分がないですか？」という感じの話をしますね。「いいよ、行きたいなら行きなさい」とも言わないし、「絶対ダメです」とも言わないようにするっていう。

星野　共感の流儀があるってことだよね。

いとう　そうですね。

星野　共感しても「俺だったらこうする」とか「こうしたらいいいよ」って言っちゃったら、それはもう共感じゃないってことだもんね？

いとう　そうです、そうです。

星野　話を聞く側が共感より先に行っちゃったら、相手は解放されない。結局何かに支配されるのと同じ。

いとう　で、そういう関係になっちゃうと、責任が生じるじゃないですか。この人に有用なアドバイスをしなきゃいけないんだっていう義務感が強くなると、こっちもゆったり話が聞けなくなるんですよね、窮屈になるっていうか。

星野　なんかいいこと言わなきゃ、ってなっちゃう。

いとう　はい。あと、話の筋が通るように相手を導いちゃったりとか。

いとう　なるほど、そうかそうか。

星野　だから、僕は変な責任感は持たないほうが、かえって患者さんのためだと思っています。

いとう　今の話を聞いて改めて思ったけど、合わない、変だと思ったら、やっぱり他の医者にかかったほうがいい。その動きが大きくなれば、ダメな医者も反省するだろうし、あるいは国が検定を作るかもしれない。耳を傾けてくれる人たちのレベルが上がって、ほんのわずか苦しいとか、ほんのわずか生きにくいと思ったときに、安心して病院に行けたらいいよね。

星野　そうですね。

いとう　自分の抱えている辛さについて「あぁ、そんな簡単なことだったんだ」と思ったり「もっと深いことがありそうだぞ」と思ったり。あるいは、「自分はどう育てられてきたのか」について考えることは、きっと自分のためになるから。

星野　はい。人って、意外と自分のことを知りません。だから、辛さを抱えると、それが小さなものでもどうしたらいいかわからなくなってしまって当然です。そういうときこそ話をしに来てもらえるといいと思います。

違う医者にもかかってみよう。諦めずに！

いとう　でもさ、「じゃあカウンセリングを受けよう！」ってなったときに、ネットで近所の病院を調べてみたりするんだけど、何もかもが初めてだから正直よくわからないんだよ。初診は1時間話を聞きます、とか、いろいろ書いてあるんだけどさ。星野くんが考える、いい病院の選び方って何？

星野　僕らは、ここまでの対話で「ぜひ精神科にかかってみてください」という話をしてきましたけど、まあ、精神科医にもいろいろいるわけです。「あぁ、そうですか。じゃあ薬出しておきますんで」でおしまいの人とか。どういう医者ならいいかというポイントを考えると、正直、実際受診してみないとわからないというのが本音です。ただ、勤務医としての僕の単なる主観ですが、個人経営のいわゆる「クリニック」のほうがいろいろな先生がいるような気がします。いろいろな、というのは、これまでの経験で「え、こんな治療でええんかい」と突っ込みたくなるような先生もいたということなんですが。

いとう　えっ、そうなの!?

星野　もちろん多くの先生はしっかりとした治療をされていると思います。クリニックはその先生の城なので、心理士をメンバーに入れるとか、診察時間を工夫してじっくり話すとか、患者さんにマイナスにならないことであればどんなかたちでもとることができます。だから素晴らしいクリニックも多いはずです。ただ、逆に、診察時間を短くして、とにかく多くの患者さんを診て薬をたくさん出す、すると大判小判がザックザク、みたいなこともできなくはないわけです。一方、勤務医は診察時間なども含めて病院のルールの中で仕事をします。出来高払いではなく給料制です。だから、突出して素晴らしい治療をしているところは少ないかもしれませんが、ありえない！　みたいなことも少なく、平均点は高いと言えます。なので、大きめの病院に行って、この先生は合う、って人を見つけたほうが失敗が少ないような気がします。距離や時間の面で通いやすいのも重要です。

いとう　これは知らない人多いんじゃないかな。

星野　クリニックに行ってみたけど、大して話を聞いてくれないから、やっぱり精神科に行ったってしょうがないや、って諦めてしまうパターンは実際あります。まぁ、この現象はクリニックに限ったことではないんですけどね。ちゃんと診てくれるところもいっぱいあるので、友達に相談したり、自分で本を読んだりしても悩みが続くようであれば、専門家の意見を聞いたほうがいいっていうのは間違いないです。たとえば、ほとんど話をせずに薬物療法で治そうとする精神科医にかかったら「薬で解決しましょう」ということになるわけだけど、それは違うなと思っても、そこでやめるのではなく、自分に合う人は必ずいるはずだと考えて、別の人を探してほしいですね。

いとう　他をあたってみてほしいと。

星野　はい。それがいい医者と出会うためのポイントといえばポイントですね。

いとう　他の科の医者だってそうだよね。やたら薬出すけど、蕁麻疹《じんましん》治んないなあ、っていうこと、俺もあったし。けっこう新しめの病院に行ってるのに、全然治らなかったんだよ。それで最終的におじいさん先生がやってる古い病院に行ったら、「こんなもんは軟膏つけてれば治るよ」って、先生みずから軟膏を塗ってくれて。なんて優しいんだろう！　と思ったら、本当にその軟膏だけで蕁麻疹が治っちゃった。あと「体を洗いすぎちゃダメだよ」って言われて、それ以来、タオルでゆっくりしか洗わないようにしてるんだけど、本当に肌の調子がいいわけ。それと同じことだよね、相性の合う医者を探すっていうのは。

星野　科学的なものだけが治療ってわけでもないんですよね。いとうさんの蕁麻疹だって、本当は単に乾燥が原因だったのかもしれないけど、西洋医学ばかり頭にあると、この薬を出しておけば間違いない、みたいになってしまう。

いとう　抗生物質出すしかない！ってね。

星野　そうです。お薬も大事ではあるんですよ？　でも、それこそ、ちょっと患者さんに共感するというか、同じ立場に立つというか……。

いとう　そうそう、その視点があるかどうかは大事。

星野　もしこの人が自分の家族だったらこういうアドバイスするな、とか、こういうことは言わないな、みたいなことを踏まえて診察してくれる医者はいい医者です。まぁ、どんな職業でも、そういう人っていい人だと思いますけど。

いとう　あとさ、病院って、まずは自宅とか会社の近所で探そうとするでしょ？　そうするとやっぱり「通ってるところをみんなに見られて、変な噂が広まったらたらどうしよう」って心配になっちゃうんだよね。「世間は狭いぞ」って思っちゃうと、弱音を吐いたり、泣いたり、愚痴を言ったりすることで、誰かに迷惑がかかるのでは？っていう「呪い」にかけられてしまう。これは大変なプレッシャーだよ。でも、どこかにきっといい先生がいるはずなんだから、行かない手はない。少なくとも俺はそう思うよう

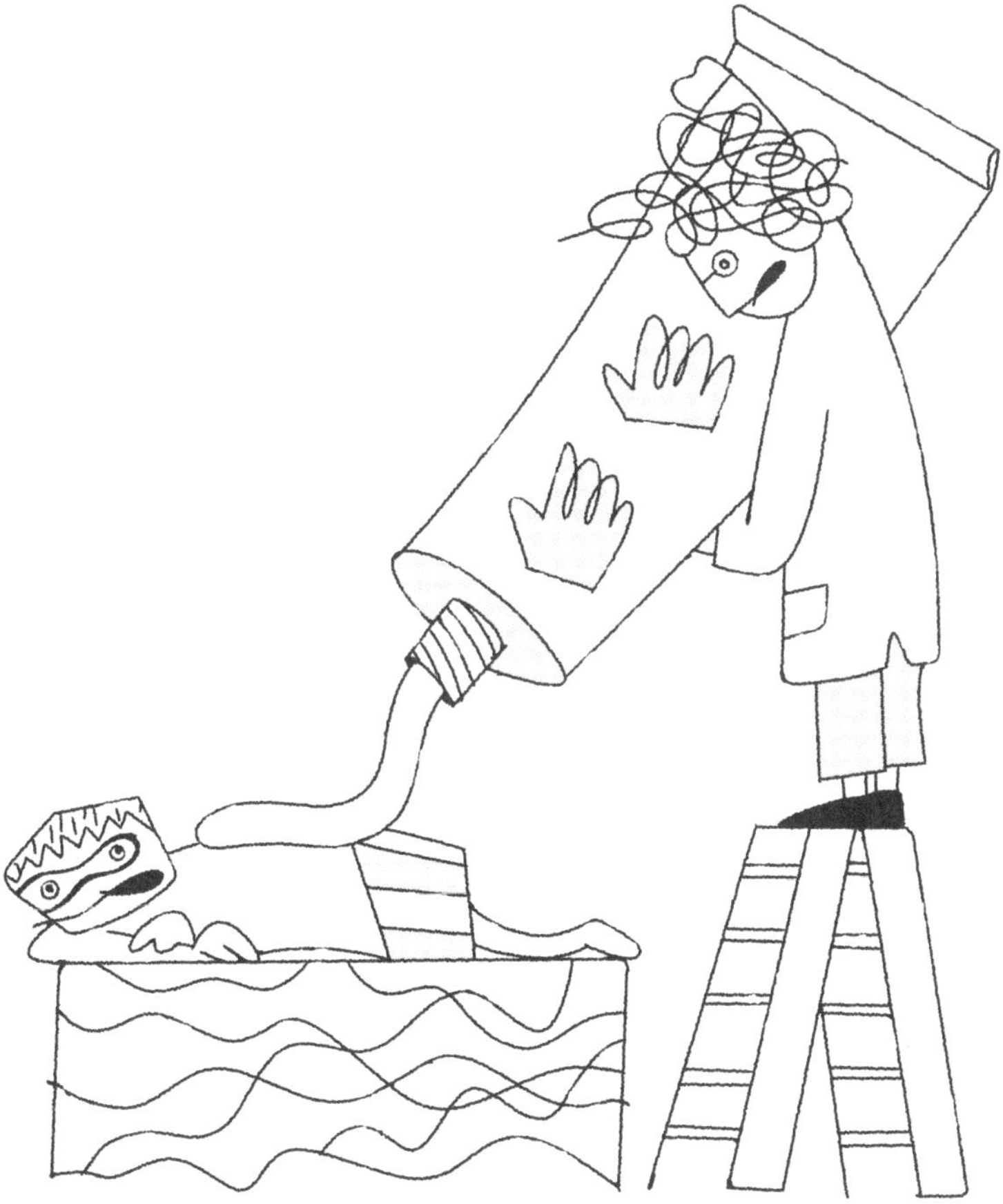

になった。

星野　そう思ってくれるのは、すごくありがたいですね。

いとう　一人目で星野くんというしっくりくるお医者さんに出会えたのが稀有な例なのは、俺自身よくわかってる。でも、精神科にかかる、というハードルをとにかく下げて、行きたい人はみんな行けるようになればいいと思う。俺の場合は、妄想や幻聴があるってほどではないでしょ？　そういう人も病院に行っていいわけだよ。

星野　いとうさんは「しっくりくる」って言ってくださいますけど、僕との相性が悪い患者さんもいるんですよ。

いとう　まあ、それは人それぞれか。

星野　僕、過去にこの身なりが災いしたことがあって。軽い認知症のおばあちゃんを診察したんですけど、自分としては親身になって診察したつもりだったのに、そのおばあちゃんが一回で来なくなっちゃったんです。それで、仲のいいソーシャルワーカーさんに、「あの人、一回で来なくなったんだけど、どうしたの？」って訊いたら、「星野先生が診察中に髪をいじってたのが原因らしい」って言われて。それで「あーっ、ダメだー！」と思いました（笑）。

いとう　髪型がまずかったのか（笑）。

星野　今よりもっと髪が長くて、気がついたら診察しながら毛先をもてあそんでたんですよ。それがおばあちゃん的に怖かったらしくて……なんで怖かったかはわからないんですけど（笑）。だから、身なりは本当に気をつけないと、と思いますね。でも逆に「先生のパーマ、だいぶ伸びてきたね。またかけるんでしょ？」という感じで、仲良くなれる人もいます。

いとう　モサッとしてたほうがいい場合もあるよね。あんまりピシッとしてると、とりつくしまもないなぁ、ってなっちゃうけど、この先生わりとぼんやりしてるな、と思うと、安心するっていうか、こっちが格上な気がする（笑）。

星野　そのほうがいいな、と僕も思ってるんですけどね（笑）。

薬の相談、診察の疑問……なんでも医者に正直に

いとう　星野くんは心理療法を大事にする精神科医だけど、その一方で、新しい薬の動向もよく知ってるよね。「眠れるけどあの薬だとダルくなっちゃう」とか、そういうことを

事細かに報告して、わかってもらえるのはすごく助かる。病院によっては、一回出した薬をずっと出しちゃってる場合もあるから。俺の親なんて、病院でずっと同じ薬をもらって「効かない効かない」って愚痴ってる。「じゃあ変えればいいじゃん」って言うんだけど、「お医者さんに言うのは悪い」って遠慮するんだよ。

星野　それ、よくありますよ（笑）。

いとう　医者の前で自分をよく見せようとしちゃうんだよね。うちの父親の場合は、「お父さん、もう要介護だって認定してもらったほうがいいですよ」って介護士にアドバイスされて、「わかった、わかった」とか言って寝てるのに、いざお医者さんが来ると、いきなり元気よく立っちゃうわけ。わたしはこれだけ動けるんだってことをアピールしまくった結果、要介護1になって。「お父さん、これじゃダメじゃないか！」と（笑）。

星野　ご家族はものすごくへこむんですよね。「なんか、あのときだけ元気よく動いたんだよなぁ」って（笑）。僕自身は、そういうことがあると経験上わかっているので、それも加味しようとするんですけど、役所の人は加味しないですね。

いとう　俺もさ、もし星野くんじゃない人が主治医で、「あの薬どうですか？」なんて訊かれたら、「前よりいい気がするんですよー」って言っちゃうと思うの。あれって、どうしたらいいのかな？

星野　やっぱり言いにくいですよね。明らかに効いてないなって思えば言えますけど、イマイチだと思っていても、「まぁ、医者が出した薬なんだから、これでいいんだろう」みたいな感じになってしまう。でも、さっきいとうさんがおっしゃったように、「医者を使う」っていう感覚を持ってほしいですし、なんでも言っていいんですよ。「この薬、なんか違うと思うんです」とか「診断に疑問があります」とか。「新聞にこう書いてあったんですけどどうなんですか？」みたいなことも、訊いたほうがいいです。最近は、そうやって訊いてくれる人が増えていますけど、まだまだみなさん遠慮がちですね。

いとう　増えてはいるのか。それはいい傾向だ。俺も「前に使ってた薬のほうがいい感じがする」とか正直に言うじゃない？　すると意外なことに、星野くんの目がキラキラっとして、嬉しそうなんだよ。あ、患者のために対策を練るのが楽しいのかなって思うようになってからは、なんでも言えるようになった。

星野　だとしたら僕の診察がすごくうまくいっている証拠ですね、自分で言っちゃいますけど（笑）。「薬が違う」って言うとき、患者さんは勇気を出して言うわけじゃないですか。

いとう　そこで「へぇ、そうなんですね」って、興味を持っている感じにすると……。

いとう　俺も嬉しくなって、わーっ！って喋っちゃう。それ、見抜かれてたのか。

星野　「なんでも正直に言おう！」って思ってくださったのなら、僕、すごく上手です（笑）。

いとう　いや、本当に上手だよ。俺まんまと乗せられてるもん。正直に言うことは、患者にとってても医者にとってもいいことだって知れてよかった。それにしても、精神科にかかるってなかなか大変だね。最初は、病院に行くまでが大変で、そのあとは、正直に喋ることが大変で。でも、そのハードルを一度越えてしまうと、ものすごく解放される。お年寄りなんて文句しか言ってない人とかいるでしょ？

星野　「来月には死ぬわー!!」って毎月言ってる人もいますけど、やっぱりそう言えてるうちは安心ですよね（笑）。

精神科の症例～外因性、内因性、心因性

いとう　精神科にかかっている人にもいろいろいると思うんだけど、俺なんかは「心因性」なんだよね？

星野　そうですね。ざっくり説明すると、たとえば脳腫瘍のような脳の病気が原因の場合は「脳器質性」とか「器質性」、他の身体的な疾患が原因で精神障害を来《きた》す場合は「症状性」、薬物の影響などは「中毒性」と言いますが、これらはすべて、心からしたら外からの要素が原因なので「外因性」と言います。次に、「外因性」ではなく、性格とか環境が明確な原因でもない場合、つまり原因はわからないけど、憂鬱になったり、幻聴が聞こえたりする場合は「内因性」と言います。そして、明らかに落ち込む環境があったり、性格が大きな要因と考えられる場合は「心因性」と言います。

いとう　心因と内因は似ているところもあると思っちゃうけど違うのか。

星野　はい。たとえば、プライベートとか仕事とかで明確な要因があって「私、うつだわ」と言うのは、状態としては「抑うつ状態」と言えますが、内因性の「うつ病」とは診断されません。「心因性」の場合は、原因にアプローチするために心理療法が主体になることも少なくないし、薬物療法も併用するにせよ、心理療法はほぼ必須です。逆に「内因性」の場合は、薬物療法主体に治療したほうがうまくいく場合が多いと思います。もちろん、心理療法が不要ということでは全然ありません。でもまぁ、実際はいとうさんの仰るように、「心因性」と「内因性」を分けるのは難しいですね。

いとう　そうか。で、精神科を訪れる患者さんというのは、心因性がいちばん多いの？

星野　場所によって来る患者さんはだいぶ違うんです。心因性の患者さんは、外来診療のみで、たいてい入院までは必要としないので、クリニックには多いかもしれません。統合失調症とか、躁うつ病、うつ病などの内因性の患者さんは入院病棟のある精神科病院に多いでしょうね。入院が必要になりがちですから。外因性の場合は、総合病院の精神科でしょう。脳とか身体の病気が関わることが多いので、他の科の先生との連携が必要になりますから。でも、なぜか会社に行けない人とか、彼氏に振られて手首を切った人とかは心因性なので、病院にかかったほうがいいようなこういう「予備軍」も含めて考えるのであれば、やっぱり心因性が多いかもしれないですね。

いとう　子どもが「学校に行きたくない」って言うのとかも心因性だよね。

星野　そうですね〈*1〉。で、精神科医は内因性も心因性も、そして外因性の中でも薬物の影響などによる中毒性のものは、カバーします。あとは、脳の画像検査や血液検査をしたりして脳器質性や症状性など他の外因性を見つけることもできます。見つけて、身体的な治療が必要だったら、その科の先生に診察をお願いするという感じです。

いとう　前に俺があまりにも忘れっぽいってことを星野くんに相談したら、「じゃあ、MRI撮りましょうか」ってなったじゃん？　スキャンするのは技師だけど、画像は星野くんも見てた。「全然問題ないですね」みたいなこと言ってたな。

星野　そうですね。脳の画像はだいたいわかりますよ。「これは脳腫瘍だから、脳外科を紹介します。精神科にはもう来なくていいですよ」とか「動脈瘤があって破裂しそうだから、すぐ脳外科に行ってください」とかいうことも決めなきゃいけないので。少なくとも、脳の画像は読めて当たり前。肺のレントゲンはよくわかんない。他の科の医者からちょっとバカにされるんですけど（笑）。

いとう　それで、手術するのは、外科の先生。

星野　そうです。僕らは絶対に切れないです。心理療

〈※1〉児童精神科医という、子どものメンタル面専門の先生が診ることが多いです（星野）

精神科で診る疾患

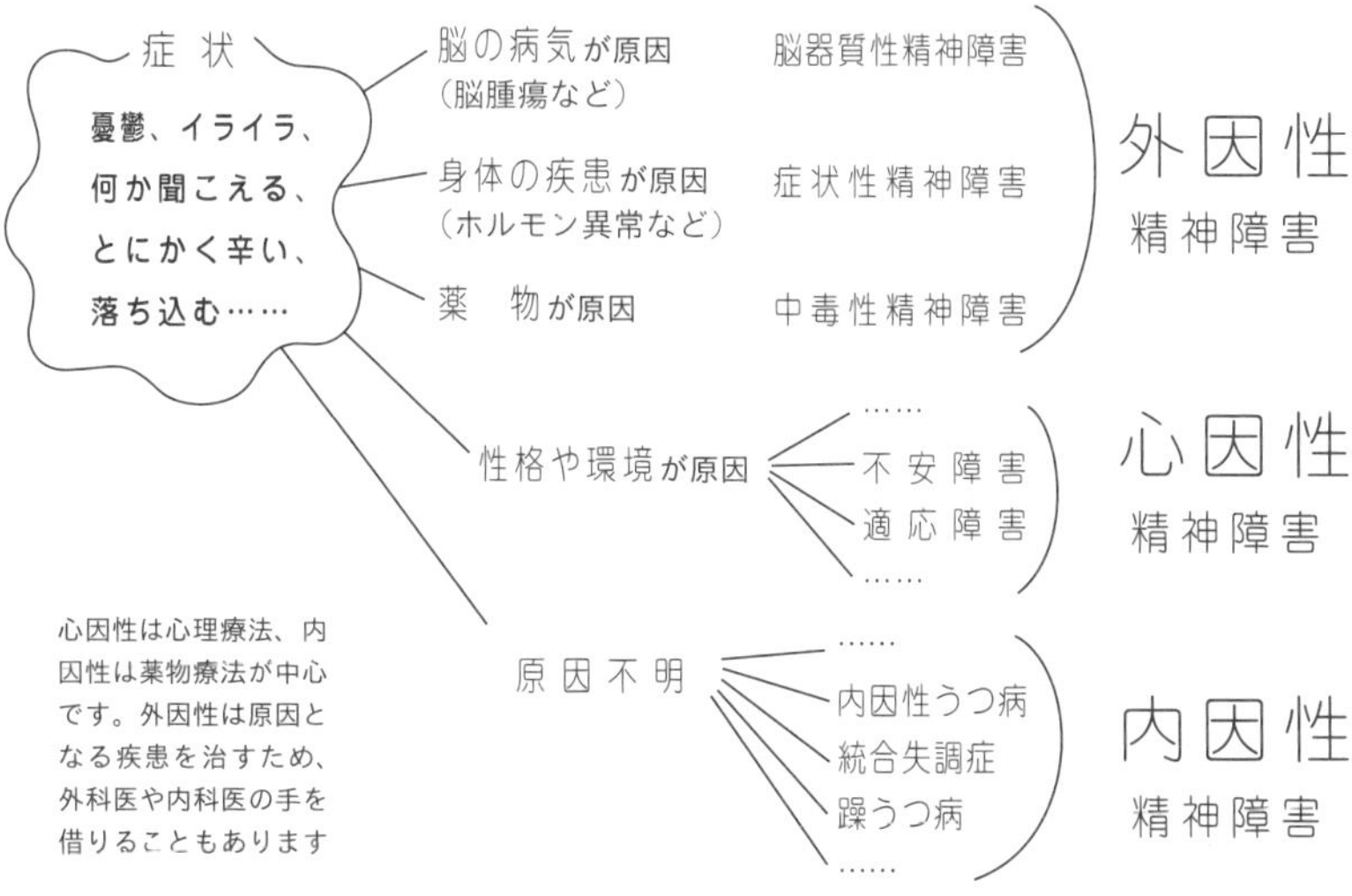

心因性は心理療法、内因性は薬物療法が中心です。外因性は原因となる疾患を治すため、外科医や内科医の手を借りることもあります

法専門のクリニックをされている先生であれば、極端に心因性の患者が多いかもしれませんね。数は少ないかもしれませんが、投薬をほとんど行わない先生もいると思います。逆に、薬物療法に重きを置きすぎている先生にかかっている心因性の患者さんは、あの先生にかかっていてもしょうがないから、他の先生に診てほしい、ってなります。

いとう　こういうことを知らないままだと、カウンセリングって「近所の世話好きなおっちゃんの延長線上でしょ」みたいに考えちゃうと思う。そんな人に話をしたら「あいつ弱いな」って思われそうだな、とか、ぜったい話が外に漏れちゃうな、とか思うし、嫌だよね。

星野　そうですね。でも、近所のおっちゃんみたいな対応をすべき患者さんもいるんですよ（笑）。

いとう　おっちゃんみたいな医者が悪いわけじゃないってことか。

星野　そうですね。患者さんへの対応の仕方を誤らないのが良い精神科医なので、「また酒飲んじゃったんだ、ダメじゃーん！」みたいな感じで、飲み仲間みたいに話すようなケースもあるし、「これはもう絶対に薬を使わなきゃダメです！」って点滴しなきゃいけないケースもある。

いとう　点滴！　「俺は大した病気じゃない」って思ってる人を診察するのは、大変そうだな……。

星野　はい。でも、たとえば妄想に支配されていて社会から逸脱してしまっている場合は、本人が「病気じゃない」と言っていてもやはり治療が必要です。そういう場合は、「すみません、やっぱりちょっと入院が必要そうです」って言って、当然抵抗されますが、なんとか説得します。それでもダメだったら、スタッフとか研修医も総出で病室にいっしょに行ったり。興奮が著しくて、どうしても危険な場合は、鍵のかかる個室を利用したり、安全ベルトを使ったりする場合もあります。もちろん最低限。そうなると、処方薬も断固拒否、ということも少なくないので点滴治療が必要になりますね。でも、それくらい激しい症状の人って、2週間とか短期間で症状が改善することが多いです。妄想が取れたりとか。

いとう　あっ、そうなの？　取れるの？

星野　はい。薬で取れるんですよ。生活の悩みとか、なんかイライラしちゃう、っていう感覚は、取り除くのに時間がかかりますが、妄想とか幻聴とか、明らかに病的なものは、とりあえず薬を使って取り除くしかないですし、取り除きやすくもある。

いとう　妄想とか幻聴って、外因性ってこともあるの？

星野　はい。これは専門的な話になっちゃうんですけど、まず外因性の原因を除外すべきなので、検査をします。たとえば脳腫瘍とか甲状腺ホルモンなどのホルモン異常などがないか、画像検査や採血検査をして、外因性が除外されたら内因性だろうと。それで、働きすぎているドーパミンを薬で抑えましょう、ということになる。

いとう　妄想って、ドーパミンによって活発化するものなの？

星野　すごく簡単には、そういうことです。ドーパミンって考えを活発化するものなんですよ。だから、ドーパミンがあまりにも足りないと、何も考えられなくなるんですけど、逆にドーパミンが多すぎると、考えが活発になりすぎて、あることないこと思いついてしまう。それが妄想であり、幻聴です。

いとう　そうか。

星野　ちなみに覚せい剤はどういう薬かというと、ドーパミンを科学的に出させる薬です。つまり、薬の力で統合失調症のような脳の働きにするってことなので、その場合は、ドーパミンが働きすぎないように薬で抑えてあげれば、妄想や幻聴は軽減することが多いです。

いとう　ああ、そういうことなんだ。

星野　はい。実は覚せい剤をやってたとか、ドーパミンを出すところに病変があるとかだったら、薬物をやめさせるとか、その病変の治療をするとか、原因の除去の仕方があるんですけど、これが全部ないとなると、初めて「内因性」になるんですよ。これは今のところ原因不明のものなんです。

いとう　なるほど。今の話を知っておくだけでも、精神科にかかるってことや、カウンセリングに行くってことが、どういうことかわかるね。基本的なことすら知らないと、とりあえずネットで調べて、勝手なイメージを膨らませちゃうじゃない。

星野　理解できないことって怖いですよね。わかります。

いとう　そう。ただでさえ病院行こうかなっていう心の状態なのに、さらに病院が怖いと思っちゃうと、身動き取れないんだよね。そういう人が、今日の話で少しでも緊張を解いてくれるといいんだけど。

星野　本当にそうですね。

その4

「物忘れがひどい」すら親身に診察する。精神科医のできること

いとうさんは本当に忘れっぽいのか？

星野　さっきMRIを撮った話をしたじゃないですか。

いとう　うん。あまりにも物忘れがひどいから怖いと思ったんだよな、あのときは。

星野　いとうさんが忘れっぽくなっているのは、もちろん年齢的なものもありますからね？　僕だって今38歳ですけど、昔と比べたら人の名前とか出てこなくなってますし。あとは、興味のあるものとか、大事なことは思い出せるけど、そうじゃないものは忘れがちですよね。人間、なんでもかんでも覚えていられるわけないですから。

いとう　まぁそうなんだけど……。

星野　しかもいとうさん、忘れっぽいと言う割に、MRIを撮った話はちゃんと覚えてますよね（笑）。

いとう　いや、なんか、覚えているというより、雰囲気だよ（笑）。みんなの表情から判断して、

星野　「とりあえずこう言っておこう」みたいな。これは忘れっぽいがゆえに身につけたスキル。過去のことを思い出すのはすごく苦手だし、すごく現在が強いんだよね。

いとう　「現在が強い」っていうのは、どのぐらい強いんですか？

星野　ついさっき通った道すら覚えられないレベル。テレビ局でトイレに行くときも、帰り道がわからなくなるから、スタイリストとかマネージャーが、廊下の角のところまで必ず付いてくる。そこからずっと見てるのよ、こっちを。異常だよね（笑）。

いとう　でも、もし「道を忘れたら射殺です」って言われたら、もっとしっかり覚えますよね？

星野　それは覚える！

いとう　ところが、認知機能が落ちてる人は、そう言われたとしても忘れるんですよ。

星野　あぁ、そうか、なるほど。

いとう　だとすれば、いとうさんはいろんなことを考えているから、別に道を覚えなくていいや、ってなっているんじゃないですかね。

星野　うん、いろいろ考えてるとは思う。

いとう　だから忘れちゃうんだと思いますよ。

いとう　要するに、なんとかなるって思っちゃってるからいけないんだ。

星野　誰かがどうにかするだろう、とか。

いとう　聞きゃなんとかなる、とか。

星野　「これは自分の守備範囲じゃない」っていうのが、無意識的にあるのかもしれません。

いとう　そうかもしれない。俺はマルチだとか、博識だとか言われることがあるけど、本当はぜんぜん博識なんかじゃないし、本を読んでるときも、「すごいことが書いてある！」となるけど、もう覚えていられる自信がない（笑）。気になったところに線を引いたり、iPhoneにメモしたりするんだけど、それをあとから見るわけでもないんだ。これはもう、どうしようもない。今を生きるしかないって諦めてる。でも、諦めてるとはいえ、不安なんだよ。その不安については、星野くんに何度も言ってるよね。「もっと覚えていれば、もっといい仕事ができるのに」って。

星野　そうですね。そのお話は診察室でも聞いたことがあります。

いとう　昔は自分のエッセイのどこになんの表現を使ったか、全部覚えてた。同じ表現は二度と使わないとか、同じ文体やリズムは使わないってことを、容易にやれたんだよ。でも、あるときから、どこに何を書いたかがよくわからなくなってきて。まあ小説の内容は、何度も読み返すし、原稿も常に持ち歩いているから、ぎりぎり覚えてるけど、他は正直覚えてない。これは笑い話なんだけど、自分の本を読んで感心することが本当に多いんだよ。うまいたとえだなあ！　とか（笑）。

星野　すごい新鮮な感動が（笑）。

いとう　めちゃめちゃ多いよ、このパターン。あと、インタビューで「いとうさん、以前こんなこと仰ってましたよね」って言われても、「いやあいいこと言うなあ、その人。あ、俺なの？」って自分で感心しちゃってる。それをある程度はしょうがないものだと諦めるというか、忘れっぽいことのメリットもあるんじゃないかって思うようにしてるんだけど。

星野　忘れっぽさのメリットですか。面白いですね。

いとう　うん。たとえばツッコミって、絶対に半分忘れたほうがいいんだよね。同じ芝居を二度三度やる場合は特に、ボケの内容を忘れとく能力って必要で。下手なツッコミの芸人は、忘れることができないタイプで、次に何を言われるのかわかってて「んなことないだろ！」ってツッコミを入れちゃうから、観客が全然びっくりしないの。ツッコミが下手というか、新鮮じゃないから単純につまらない。

星野　そういうのって、ちょっとした動作とか表情とかで観客にバレちゃうんでしょうね。

いとう　そう。みうらさんもよく同じ話をするんだけど、俺は何度でも「えーっ!」って驚ける。うっすら聞いた気はしてるんだけど、ほぼ忘れちゃってるから（笑）。

星野　あはは（笑）。

いとう　わずか半年しかやっていないラジオ番組〈※1〉の中で、すでに3回くらい同じ話が出てきてる。でも俺は「あれ、聞いたことあるような気がするなー」と思いながらも、結局すっかり忘れてるわけ。でも、スタッフの視線を感じて、「みうらさん、それこの間話したよ」って言ってるんだけど、本当は確信がない（笑）。

星野　みうらさんも忘れているわけですもんね。それでさっき仰っていた「雰囲気」でどうにかするんですね。

いとう　そう。もちろん記憶で仕切るのは重要だよ。有能な司会者は、オープニングからの流れが全部頭に入ってる。その上で、組み立てを変えたり、同じくだりを反復する「天丼」をやったりするの。その感覚は俺もわかる。あ、これは確信があってやってる天丼だな、とか。

星野　基本の流れを押さえた上で応用して見せるのが、巧《うま》い司会者ということですね。

いとう　でも、俺の場合はあまりにも今を生きてしまうから、「この辺でコレを言ったら面白いんじゃないか、たぶん」って思うんだよね、勘で（笑）。

星野　勘なんですねそこは（笑）。

いとう　俺、記憶じゃなくて勘で天丼やっちゃうんだよ。でも、それってすごく怖い。だって、さっき言ったつもりで、まだ言ってないかもしれないじゃん！（笑）そこは忘れっぽさの弊害だよね。やっぱりものを書く人間だからか、どこまでが想像で、どこまでが現実にあったことなのか、確信がないんだよな……。

星野　うーん、でも、それについては、あんまり落ち込まなくてもいいかもしれないです。司会者が全体の流れをちゃんと覚えていて、組み立てを変えたりもできる、っていうのは、タクシーの運転手が道を覚えるのといっしょだと思うんですよ。「脳の可塑性」といって、脳ってよく使う部分が発達すると言われてるんです。もちろん加齢とか、アルツハイマー的なことで、失っていく記憶力もありますけど、脳を使うことで細胞が増えるというか、働きが大きくなるみたいなことは、10年以上前から指摘されていて。だから、たくさん場数を踏んできた司会者というのは、ずっと脳のトレーニングをしていると言えるわけです。それは一種の「職能」みたいなもの。だから、それと

〈※1〉「いとうせいこう×みうらじゅん　ザツダン！」は文化放送で不定期放送されていたトーク番組。進行表も台本もない中で、いとうさんとみうらさんがお喋りしました

いとう　いとうさんの忘れっぽさと単純比較しなくてもいいと、僕なんかは思いますね。……あ、今わかったぞ。俺、マルチだから忘れっぽいんじゃないか。テレビで生放送やっているときは楽しいけど、終わった瞬間、ネクタイはずしながら小説のことを考えてるもん。それで小説のことを考えてるうちに舞台の脚本を思いついちゃったりとか、思考があっちこっち飛んでるの。いつもそう。飛んでないと飽きちゃう。慣れきった世界が一番苦手なんだよね。

星野　それは相当なマルチタスク型ですね。

いとう　俺のことをよく知っている業界の人たちには、「いとうくんを縛っておけるのは、一時間が限度だな」とよく言われてた。同じところにいられなくて、絶対どっかに行っちゃうから。その昔、松岡正剛さんと俺とかで、ものすごくちゃんとした企業研修に呼ばれてたことがあったんだけど、そのときも、「いとうさんだけは授業の途中で出て行っていいですよ」って主催者が許してくれた（笑）。もうそれはしょうがないんだよね。

星野　今も第一線で活躍されているいとうさんが、そういうことを、外に向かって話すことは、とても勇気のいることだと思うんです。「あっ、そうか、いとうせいこうもけっこう忘れてるんだ」と思って、安心する人がきっといると思います。

いとう　本当に、ほとんど忘れてるよ（笑）。トイレに行くときもさ、マネージャーに「もう付いてこなくていいよ」って言っても、「いや……」とか言いながら来てくれると、内心ほっとしてるもん。

星野　そうですか。

いとう　うん。俺は一日に何回も何回もスケジュール帳を見る。本当に何回も見るんだよ。次の予定は、何時何分に待ち合わせだったか、自信がないから。今日だって……（傍らのマネージャーに向かって）日比谷だよね、待ち合わせたの？　あ、違う、六本木だ、ごめん！　日比谷は乗り換えの駅だ。で、六本木のAなんとか出口で……。

いとうマネージャー　4aですね。

いとう　ほらね！　ぜんぜん覚えてないの。これだから俺としては、病気として診てもらったほうがいいんじゃないかと思っちゃうんだよ。

星野　じゃあこれからも年1でMRIやりましょうかね。

いとう　できればそうしたいよ。

星野　かしこまりました。

知らない俺が写っている写真が嫌い

いとう　あと、これも忘れっぽさと関係する話なんだけど、俺、写真が嫌いだから、自分の写真を好き好んで撮る人たちのことをちょっと信じられないなと思っていて。なんで写真嫌いになったのかは、原稿にも書いたことがあるんだけど、写真を見ても思い出せないからなんだよね。写真を見て、なんのときの写真かわからないことほど辛いことはないよ。これどこなんだろう、なんで俺は笑ってるんだろう、と思うと、写真を見るのがどんどん嫌になってくる。だって、知らない自分がいるって怖いじゃない？

星野　それは若い頃からそうで。

星野　そうなってくると、写ってるのはもはや自分の顔をした他人ですもんね。それは怖いかも……。

いとう　もちろん、楽しい思い出をすべて忘れてるとかじゃないよ。誰かにすごく的確に褒められたことなんかはちゃんと覚えてる。むしろそのことだけ覚えてるくらいに覚えてる。逆に、悪口とかはわりと忘れてる（笑）。

星野　それは忘れてもいいんじゃないですか？

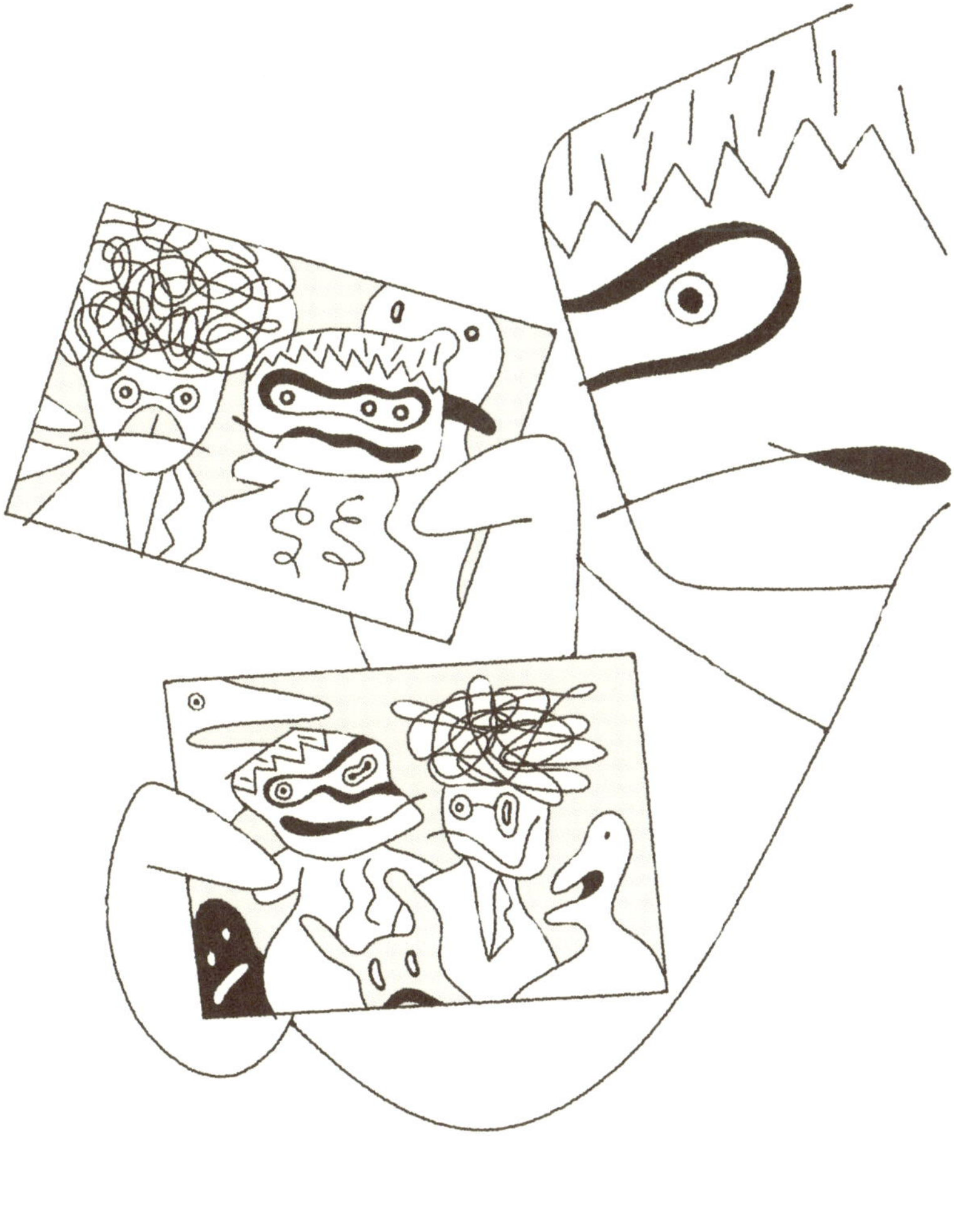

いとう　道を覚えられないくらいだから、何かひどいことを言われたとしても、どうしてそういう言い方になるのか、相手の論理、思考の道筋がよくわからないわけ。だから悪口を記憶できない。ひょっとしたら、そういうネガティヴな情報をネグろうとしてるのかもしれないな、頭が。俺が悪口に弱い人間だから、そういう反応になっちゃうのかもしれない。

星野　攻撃性って「アグレッション」と言うんですけど、他者に対してアグレッションが強い人は、「あのときこう言われたこと、絶対に許さないぞ」となるわけじゃないですか。でも、同じことを言われても、全然気にならなくて、すっかり忘れてしまう人もいるんですよね。それは、タイプによると思います。

いとう　それは、どうやってそのタイプになるの？

星野　いろんな原因があると思います。もともとそういう性格という人もいるでしょうし、親がそういう親で、脈々と受け継がれるものかもしれないですし、何か忘れられない経験をしたことで、性格が変わることもある。それはその人によりますね。だから、はっきりと「理由はこうです」っていうのはないですね。

いとう　そうなんだ。生育環境とか、そういうのも関係しているのかもね。

星野　ええ、その可能性もあると思いますよ。

いとう　よく考えたら、俺は自分がイライラしてしまうことについて星野くんによく相談してるけど、悪口言われてイライラしましたって相談はしたことない。

星野　確かに。そこは気にならないんでしょうね。

いとう　そこは俺の忘れっぽさに感謝だな。

星野　おお、ずいぶん前向きになりましたね。そこまで前向きならMRIもしばらくお休みかな……。

いとう　いや、それはやっぱり年1でやりたいわ（笑）。

みんなも
辛くないのかな？

その1

地味で素朴な救い、ラブ

自分の意見で抑圧してしまう人は誰か、想像する必要性

いとう　前に診察室で「声の小さな人にも耳を傾ける」って話をしたよね。

星野　しましたね。

いとう　俺、あれがずっと心に響いててさ。

星野　僕にとってもあの話はすごく大事です。2016年7月に起きてしまった「津久井やまゆり園」の事件（相模原障害者施設殺傷事件）のことですね。あの事件の少し前まで僕はその嘱託医でした。週1ペースで10年くらい通っていたんですが、自分が診ていた人たちが殺されてしまった。さらに、生き残った人たちには行き場がない。それで僕は、自分の勤める病院の部長に事情を話して、どうにか受け入れられないか相談したんです。結局、理事長の判断で、日帰り入院用の病棟を一時的に開けてもらって受け入れることができました。

いとう　やまゆり園については、星野くんが以前「いろいろな目線」〈※1〉という文章をネット上にアップして、たくさんの人がそれを読んだよね。加害者への報道が続く中で、サポートする人の立場、目線をおもんぱかった文章だった。

星野　障害者と呼ばれる人たちにも、みんな個性があって、ちゃんと生きているのに、それがなきものにされようとしたのが、あの事件だったと思うんですよ。

いとう　その通りだよ。

星野　自分のことをマジョリティだと信じる人たちが、マイノリティを傷つけるようなことを平気で言っちゃう。それは、声が大きい人たちが声の小さい人たちに耳を傾けないところから来ていますよね。だから、声が小さい人たちがいるんだということを認識することが大事だと思うんですよ、っていうことを、いとうさんとも話したと思うんですけど。

いとう　うん。

星野　僕の仕事は精神科医なので、社会問題に対して、自分の意見はこうだ、とか声高に言

〈※1〉星野概念「いろいろな目線」https://note.mu/ghoshino/n/nd5f96069d7fa

うつもりはないんですけど、気になることはあって……。

いとう　気になること?

星野　たとえば、トランプさんが大統領になったじゃないですか。彼の支持者っていうのは、カントリーを聴いているような、「白人こそナンバーワンだ!」と思っている人たちで、その数が思いのほか多かったわけです。

いとう　そうだね。トランプ支持者がこんなにいるなんて知らなかった、みたいな反応が確かにあったもん。

星野　で、トランプさん以前の政策は、オバマさんによる「多様性は大事だ、マイノリティの人たちにも目を向けよう」というものですけど、実はそこから取り残された人がいたわけですよ。

いとう　「多様性は大事だ」と言われることで、しんどい気持ちになった人たちがいると。

星野　そうです。白人が一番だと思っている人が、多様性の名のもとにずっと抑圧され、神経症のようになっていたのが、トランプさんが出てきて、「強いアメリカを取り戻す」と宣言したときに「これで自分の欲望が満たされる!」となってしまった。

いとう　アメリカのあちこちで露骨な人種差別が起こったのは、まさにそういうことなんだろうね。

星野　はい。つまり、一見抑圧されていないように見える人たちにも、抱えてるものはあるんだと思うんですよね。基本的にいいことだとされている「多様性」によって逆に抑圧されてしまう人もいる。そんなふうに、いろんな人の目線で見てみるのが大事だなと僕は思っていて。

いとう　まったく同感だよ。

星野　いろんな人がいる、多様性がある、とどれだけ言ったところで、見落とされてしまう人は絶対にいます。だから、自分が何か意見を言うときに、そうじゃない人たちもきっといるよな、っていう気遣いが常にないと、極端な理論になって、ゆくゆくはそれが戦いになると思うんです。

いとう　だからこそ「傾聴と共感」が重要だと俺は思うんだよね。

星野　なんというか、そこをすっ飛ばしてしまうと、ろくなことにならないんじゃないかとは思います。

「助けてあげる」ではなく「相手の立場に立つ」

いとう　国境なき医師団の取材でギリシャに行ったときに、医師団のスタッフが難民キャンプの人たちに対して、もはや尊敬の念といってもおかしくないような態度で接するのを見たんだけど、あれはまさに傾聴と共感だった。日本だと、困ってる人に対して「助けてあげる」って態度になりがちなんだけど、そういうのが一切ない。子どもとか女の人が来たら立って席をゆずるとか、そういう行動のひとつひとつが苦難に対する共感なんだってことが、すごく伝わってくるの。

星野　上から目線じゃないというのは、いいことですよね。

いとう　そう。彼らを見ていると、パッションを同じくするってことを、いかに大事にしているかがわかる。と同時に、この姿勢が日本から失われているような気がして仕方ない。自己責任論が存在感を強めている今の日本では、何かに失敗した人とか、困ってる人に共感するなんて、負け犬のやることだ、ってことになっちゃうんだろうけど、この反応はなんなんだろう……不思議だなあと思うよ。

星野　医師団の方には「ちゃんと相手の立場に立つ」という使命感があると思うんです。直接お話ししたわけじゃないので、本当のところはわからないですけど、きっとそうだと思う。

いとう　そういう気持ちはあるだろうね。

星野　「この人たち、行くところがなくなっちゃって大変だ、どうにかしよう」っていう気持ちを持って、同じ目線にならないと、活動を続けられないでしょうし、僕がやまゆり園の事件で感じたことも、それに近いものだと思います。

いとう　相手がどのような人であれ、同じ目線になるというのは、すごく大事だけど、難しいことでもあるよね。

星野　それはそうですね。僕の場合で言えば、やまゆり園の人たちって、「ここのベッドにいてくださいね」って言っても理解できなくて、他の人のところに行って、お菓子を食べちゃったり……彼らをずっと見てくれる人を確保できる環境じゃないと、生活するのが難しい。

いとう　勝手に動き回っちゃうんだね。

星野　はい。なので、彼らと一緒にいるということは、それだけでけっこう大変なんです。あと、今回の事件で助かった人って、被害が刺し傷レベルだと、縫合が終わって数日したら、もうすっかり元気。いつもの日常！って感じなんですよ。

いとう　それ自体はいいことだけど……。

星野　いいことなんですけど、怪我の治療が終わったら、病院を出ないといけなくて。でも、やまゆり園にはもう戻れないわけです。それで「この人たちはこれからどうするんだろう？」と思って園に問い合わせたら、受け入れ先が決まってないと言うので、じゃあ受け入れ先を探さないと、って必死で動きました。

いとう　最終的に自分の勤めている病院とかけ合ったんでしょ？　けっこうすごいよね。それで、受け入れてもらえることになったと。

星野　はい。本当にもう「共感のみ」って感じで、「この人たちのこと、どうにかしないと！」と思ってましたね。でも、受け入れたら受け入れたで、みんな自由すぎて大変なんですよ（笑）。自動販売機を探してオペ室にダッシュで入っていく人とか、テレビカードを入れないとテレビが映らないのに、いくら説明してもわからなくて「これちゃった、これちゃったー！」って言ってる人とかいて。

いとう　そんなに自由なのか。ずっとついていてあげないといけない、という理由がようやくわかった。

星野　ものすごく大変なんですけど、それでも僕が行動しようと思えたのは、患者さんたちと同じマインドになっていたからかなと。あと、患者さんだけじゃなくて、やまゆり園のスタッフにも共感するところがありました。彼らは、事件のあとずっと取材陣が張り付いている状態で、帰り道もあとをつけられて、「ちょっと取材させてください」って自宅のインターホンを押される、みたいなことまであったんです。

いとう　家にまで来られたら、いよいよ追い詰められてしまうな。

星野　対応に追われていた看護師さんとかと話すと、「いや〜、なんか辛いのを通り越して笑っちゃいますよ〜」って言うんですね。「車の中では音楽を大音量にして、号泣してるんですよ、毎日。ハハハハハ！」みたいな。

いとう　そりゃそうなるよ……。

星野　「この人、事件前はこんなんじゃなかったよな、これはどうにかしなきゃ」と、いてもたってもいられなくなって、園に通ったりもしました。あれは本当に「これが共感か！」って、身をもって体感したというか。

いとう　もう理屈じゃないもんね。

星野　そうですね。国境なき医師団の人たちも、同じような感覚だと思うんですよ。彼らについてのいとうさんの文章を読むと、すごい大変そうだなとは思うんですけど、一方で、そういう大変なことに取り組んでいる人がこの世界のどこかにいるんだ、っていうことがわかって、勇気をもらえる。国境なき医師団のラブが、まわりまわって、僕にとっての「ラブという薬」にもなるんです。

いとう　まわりまわって、読む人にも伝わっていくんだろうね。

星野　はい。僕があの文章で特にいいなと思ったのは、どうにもならない人たちに、どうにかしたい人たちが寄り添っている現実を知れたことです。世の中、ひどいことばっかりじゃないな、と思ったんですよね。

いとう　なんかね、「困っている人を助けますか？」という質問を国別にすると、日本はものすごいパーセンテージが低いんだって。共感しない社会に自然となってきているのか、あるいは、そう仕向ける「何か」があるのか……。でも「自然に」ってことはないだろうと俺なんかは思ってしまう。

星野　社会の変化のきっかけって覚えていますか？

いとう　ホリエモン（堀江貴文）の登場あたりから潮目が変わったと思ってるんだけど、金が最強の価値ってことになって、逆に人助けが「偽善だ」と言われるようになったような。儲かるんだったらいいけど、お金にならないなら、人助けなんか単なる偽善だし、やってもしょうがないよ、みたいなことを平気で言う人が出てきた。たとえば中東の紛争地帯に行ったジャーナリストについて、そんなの彼らの勝手でしょ、助けに行くったって飛行機代はどうするの、税金から出すなんておかしい、って言うわけだよね。これはもう、ヒューマニズムが完全になくなっている状態だよ。

星野　ヒューマニズムはコスパが悪いということなんですかね。

いとう　今の日本で「俺、ヒューマニストだから」って言ったら、偽善者扱いされたり、笑われたりする可能性すらあると思うよ。「自分は小さい頃からユマニストで」って言うフランス人が国境なき医師団にいてさ、ユマニストってフランス語でヒューマニストのことだけど、ヨーロッパ人にとってヒューマニストであるっていうのは、自然なことなんだよね。でも日本ではそうじゃない。この違いはなんなんだろうなあ。

星野　日本にもヒューマニストはいるはずなんですけど、なんか目立たないですよね。まぁ、目立つ必要もないんですけど。

いとう　目立たないどころか、積極的に隠れてると言っていいような状態だよ。なんかさ、いいことは目立たないようにやるほうが美徳とされがちだよね。たとえば、本名を名乗らず、タイガーマスクになってランドセル贈る、みたいな。

星野　話題になりましたね、それ。

いとう　国境なき医師団に寄付してくれてる人たちもわりと隠れがちでさ。俺、取材を始めてから、知り合いに「実は前から寄付してたんですよ」って言われるようになったんだけど、「えっ、そうなの？　今までそんなことひと言も言ってなかったじゃん！」って驚くもんね。善行って、スキャンダラスじゃなくて、すごく地味。ニュースじゃなくて、日常なんだよ。

星野　スキャンダラスなほうが目立つんですけど、たいていの善行が地味なんですよね。

いとう　「義を見てせざるは勇なきなり（人としての正義があると知りながらそれをしないのであれば、勇気がないのと同じこと）」の「義」ってやっぱり大事だと思うんだよ。

星野　「義」ですか。

いとう　うん。自分がわずかながらでも役に立てるんじゃないかと思って何かをすることに対して、あまりに評価が低すぎるよ、日本の社会は。国境なき医師団を取材していると、海外の人たちは「困ってる人がいるから来たんですよ」ってハッキリ言う。それって、宗教的なバックグラウンドも大きいと思うけど、シンプルに言えば「義」だよね。でも、日本では何かが起こったときに「義」の部分を欠いたまま議論しちゃうことがある。それってすごく息苦しい。

「イヤだ」と思ったときが考えるチャンス

星野　最近は、反射的に嫌悪感を出す人が多くないですか？

いとう　うんうん。

星野　ヘイトとかもそうですけど、「わー、こういう感じの人ちょっと苦手」みたいな、自分の中から意図せず出てきちゃう嫌悪感って、差別につながる「差別の卵」みたいなものだと思うんです。

いとう　うんうん。

星野　なので僕自身は、嫌悪感が出てきたときって、自分を見つめ直すいい機会だと思うようにしています。「なぜイヤなんだろう？　イヤだと思っている自分のままでいいのかな？」と考える。でも、もしこれが子どもだったら、嫌悪感が出たときに、すぐ「やだ！」って言っちゃうんですよね。

いとう　まあ子どもはそうだよね。

星野　それを大人たちがやっているということは、社会がちょっと退行〈※2〉しているんだと思います。そのことをちゃんと意識しておかないと、外交とかでも反射的に嫌悪感を表明するようになって、極論を言うと「イヤな国だ！　エイッ！　核で攻撃だ！」みたいなことになりかねない。退行の極致は戦争ですから。でも、人間にはせっかく知能というものがあるんだから、反射的にならないで、よく考えたらいいんじゃないか、とは思いますね。

いとう　自分の中にわき起こる嫌悪感をインスタントに排除しちゃってるんだろうね。でも、それをすぐに排除しないで、ちょっと付き合ってみるのが「寛容」ってことなんじゃないかな。

星野　それと「いつ嫌悪される側になるかわからない」っていう考え方もすごく必要だと思うんです。いつ自分がいじめられるかわかんないなって思っていたら、いじめないじゃないですか。そういう想像力があるといいなぁと思うんですけどね。

いとう　本当にそうだね。

時には「もやもや」していよう

いとう　たとえば俺が、ツイッターで「とても辛い」とつぶやくとするじゃない？　そうすると「お前がしっかりしてねえからだろ！」って言う人が現れたりする。

星野　それは厳しいですね……。

いとう　この程度の弱音ですら許してくれないなんて……。やっぱり不寛容すぎるだろうと思うんだよね。大きな話になるけど、誰かが困難に陥っているのを見ると、共感よりも「俺のせいじゃない」という思いが勝ってしまってない？「この人は中東の地で人質に取られて、殺されてしまうかもしれない、どうすればいいんだろう」「いや、どうするも何も、そいつが行きたくて行ったんだから知らないよ」というやりとりになってしまうのは、「俺には関係ないんだから、俺を責めるなよ」っていう気持ちがあるのかなと。

星野　「それは自己責任でしょ」という突き放し方は、よく目にしますよね。

いとう　自己責任論の裏には、攻撃に対する過剰な自己防衛があるんだよ。もちろん、誰に

〈※2〉退行自体が悪いわけではありません。たとえば「○○しなければならない」という理性的な考えが強すぎて、葛藤でがんじがらめになってしまっている人が、少し子どもがえりすることでストレスが軽減する「治療的退行」と呼ばれるものもあります。個人的には、音楽フェスや祭りでは、そういうことが起こりやすいと思います（星野）

だって責任ってものはあるから、自己責任論のすべてが悪いと言うつもりはないよ。でも、どんな出来事に対しても、「俺に言うなよ」っていうレベルでしか語れなくなってしまうのは、なんかおかしい。それって要は共感することをはなから放棄してるってことでしょ？

星野　「俺に言うなよ」って言うのが、過剰防衛のメカニズムなんだという話は、確かにあるなと思います。

いとう　「本人も親御さんも大変だろうな」みたいな、素朴な共感が消えちゃって、ただただ責任を問われたくない、と思って構えてしまう。

星野　そういうふうに考えちゃうのって、何か話題になっている問題に対して、それなりに説得力のあることをコメントしなければならないっていう強迫的な義務感が根底にあるのではないかと思います。「〇〇しなければならない」っていう考えって、自分に義務を課すことなので、負担ですよね。別にコメントなんてしなくても大丈夫なのに、勝手にその義務を負わされた感じになってしまう。その反動で「いや、そんなこと言われても俺は知らないし」って回避する思考が働いているんじゃないかなと思います。

いとう　確かにそうだね。

星野　「いや、大変だと思うけどどなんもできないな〜」ということでも別にいいと思うんですけど、発言をするんだったら、それなりのことを言わなきゃ！　みたいになってるわけじゃないですか。

いとう　本来それは外務省の人が考えることだよね。

星野　そうなんですよ。たとえばジャーナリストが「俺はあいつと同じ仕事をしているんだが、こういう場合はやはり行くべきじゃないと思う」と意見するならわかりますけど、そもそもそういう業界に縁のない人は、よくわからなくてもいいでしょ、っていう。

いとう　専門家じゃないんだから、わからなくて当然なんだよね。

星野　もちろん、いとうさんみたいな、論客として仕事をされている方は、自分がどういう発言をすべきかいろいろ考えて発言すると思うんですけど、一般の人は、一般の人なんだから、ちゃんとしたことを言えなくてもいい。というか、そもそも発言をすべきなのかどうかということもありますし……。

いとう　別に発言しなくてもいいのにね……。

星野　あと、そういった「それなりのコメントを」という義務感に翻弄されてしまっている人は、物事の背景を考えてみるというプロセスが抜けていることが多いように感じます。さっきの中東の地で人質に取られてしまった人の例で言えば、「なんでこの人は危険を冒してまで中東に行ったのか？」ということの背景をちょっとでも考えたら、「目立ちたいから」とかじゃないことはすぐわかるじゃないですか。その人なりに使命を感じて出かけて行ったのであろう、みたいなことに考えをめぐらすことが大切だし、それこそが相手に寄り添うこと、共感することだと思うんですけどね。

いとう　そうだね。何に関しても「はっきりとさせなければならない」と強迫的になりすぎることは、物事の背後にあるものを全部すっとばして、目の粗いグリッドで世界を理解しようとしてしまう危険性をはらむってことは、みんな知っておくといいよね。何事も白黒ハッキリしてないとイヤ、という気分になってしまうのは、できるだけ避けたい。多分、「かわいそうだなあ」とか言って、もやもやしたモードだけで終わらせることも、時にはアリなんだよね。

星野　そうですね。強迫的に「〇〇しなければならない」と考えやすい人は、たまに「もやもやモード」を心がけてみるといいかも。最初は「うわ、割り切れないの気持ち悪い～」と思うでしょうけど(笑)。

いとう　もやもやを排除しないで、ちゃんと認めてやることは、すごい大事なことだと思うな。ただ、もやもやモードにも悪い面はある。悪い面というのは、その人の様子をちゃんと想像せず、なんとなくかわいそう、って言っちゃうこと。物事の背景を理解しない、想像力を働かせないという点では、すぐわかったようなことを言うのと同じくらいまずいと思う。

星野　まぁ、どんな問題にどれだけ向き合うかというのは、人それぞれだと思いますが、とにかく何かしら発言するというのを優先するのではなく、その事象の背景まで考えてみるということが大事ですよ、やっぱり。

その2

映画、小説、お笑いが社会にもたらすもの

反対の立場を想像できる文学、映画

いとう　星野くんが前回言ってたのは、共感できないものは絶対あってよくて、でも、いきなり排除せず、いったん共感してみよう、ってことだよね？

星野　はい。やっぱり反射的に嫌悪したり排除したりしない姿勢が大事だと思います。僕は職業柄、理解できそうにない人が現れても、まずは「背景に何かあるのかも」って考えるんです。ヘイトスピーチをしてる人にも、お母さんが外国人に襲われて怪我をしたという過去があって、「あいつら本当にダメだ」って言っているのだとしたら、ちょっと立体的なストーリーが見えてきますよね。もちろん、暴漢がたまたま外国人だったからってすぐヘイトに走ってしまうこと自体は問題です。でも、裏側に何かあるかもと考える慎重さは絶対に必要だなって、日々診察していて思うんですよ。

いとう　ヘイトを肯定する必要はないけど、他者理解のために、いったん共感することが必要なんだね。共感しようとしたときに初めて「これってどういうことなんだろうな」と心が動くわけだし。

星野　そうですね。誰にだって嫌いな人はいるし、差別意識も持っているはずなんですよ。蔑視の対象が一人もない人なんていないですよね。まあ、釈迦とかはわかんないですけど（笑）。

いとう　たとえば華厳経では、すべてはネットワークとして生起してて、単体では無である。それどころかその無さえ関係から生じているのだから無いっていうわけだからね。愛の対象も蔑視の対象も根本的には存在しない。

星野　人間って、差別意識が芽生えたとしても、そのことについて粘り強く考えられる生き物なんじゃないかと思うんですね。「この人とは合わない！」と思いつつ、「なんで合わないと思っちゃうんだろう？」とは考えられるじゃないですか。

いとう　俺、思うんだけど、「朝まで生テレビ！」みたいに、立場を固定したままやるディベートって、まさに「この人とは合わない！」系だから、結局平行線を辿っちゃうじゃない？

星野　はい。

いとう　でも、本当は強制的に立場をチェンジして「あれ、こっちの立場になってみたら、なんかわかる部分もあるわ」ってなる瞬間があるといいなと思うんだ。「朝生」もやってみればいいのに……反対の立場になった論客たちが、どんな顔をして何を言うのか、それが撮れたらすごく面白いよ。

星野　そんな「朝生」があったら、絶対観たいです（笑）〈※1〉。

いとう　文学だって、いろんな立場を知るためにあると言えるよね。日本で言えば、ベタな勧善懲悪を描いていたのは江戸時代までの文学で、それ以降は、たとえばドストエフスキーの『悪霊』みたいな作品が入ってきて、あの人はなんであんなことをするんだろう、Aだからかな、いやBだからかもしれない、って読者があれこれ掘るわけだよ。星野くんも精神科医でありながら、文学にすごく興味を持ってるじゃない？　そこには共通する何かがあるんじゃないかと思うんだけど、どう？

星野　多面的に考えてみる、という意味では、文学を読むことも、精神科医としてカウンセリングすることも、よく似ているかもしれません。

いとう　ああ、やっぱり。俺は一時期「文学ってもう必要ないのかな？」と思ったこともあったけど、やっぱり「自分の立場をいったん捨てて考える」という機能はあるなと。

星野　それは絶対ありますよ！　僕は小説を書きませんけど、読むのは大好きで、それは現実世界ではできない体験ができるからです。読んでいるうちに、自分が自分じゃなくなったり、「ああ、僕もこの主人公みたいなこと、状況が状況だったらやるかも。でもそれってちょっとまずいな」みたいなことを考えはじめたりする。それがいいんですよ。

いとう　だよね。これは文学じゃなくて映画の話なんだけど、みうらさんって、『ローマの休日』を何度も何度も観て、最後絶対に泣くんだって。それで、「やっぱりあれかね、王女様と別れるシーンかね」って訊いたら、あの人、オードリー・ヘップバーンの側から観てるんだよ。「この卑しい者ともう二度と会えないんだと思ったら、涙が出る！」って！（笑）

星野　最高じゃないですかそれ！（笑）

いとう　俺はグレゴリー・ペックの側からしか観られないけど、みうらさんは反対側から観る。すごいよねえ。でも映画や文学には、そういう可能性があるわけだよね。

〈※1〉心理療法の中にもそれに似た試みをする技法があります。「エンプティチェア」は、自分が座る椅子の対面に誰も座っていない椅子を置き、対話の相手を想定して話をします。自分が話したら次は相手の番ですが、そのときに対面にある椅子に座り直して、相手の立場になって話をする。それによって新たな気づきが得られるという療法です（星野）

星野　そうなんですよ。僕は、『オーシャンズ』シリーズとか『特攻野郎Aチーム』みたいなチームものの映画とかドラマが好きなんですけど、脇役であんまり物語に必要なさそうなやつにちょっとスポットライトが当たると、すごく嬉しいんです。

いとう　わかるわかる。

星野　そうやっていろんな見方ができる物語ってすごくいいですよね。「コイツは今脇役だけど、もし主役だったらどうなるんだろう」みたいなことを考えるのが楽しい。実際、有名な映画だと、脇役にスポットライトを当てたスピンオフ版があったりしますけど、ああいうのも好きです。

いとう　俺、ちょっと前にウィレム・アルケマ監督の『スライ・ストーン』っていうドキュメンタリーを観たの。スライのことがすごく好きだからさ。で、映画の中では、スライ・ストーンが落ちぶれちゃって、ホームレスみたいになりながら音楽を作ってるんだけど、そうなっちゃったのは、彼の権利が全部マネージャーかなんかに握られてて、自分のところにお金が来ないようになってるから。それでスライは訴訟を起こしてるわけ。

星野　スライ、大変ですね。

いとう　そうなんだよ。それで「これキツいなー」って思いながら観てるとさ、途中でスライ

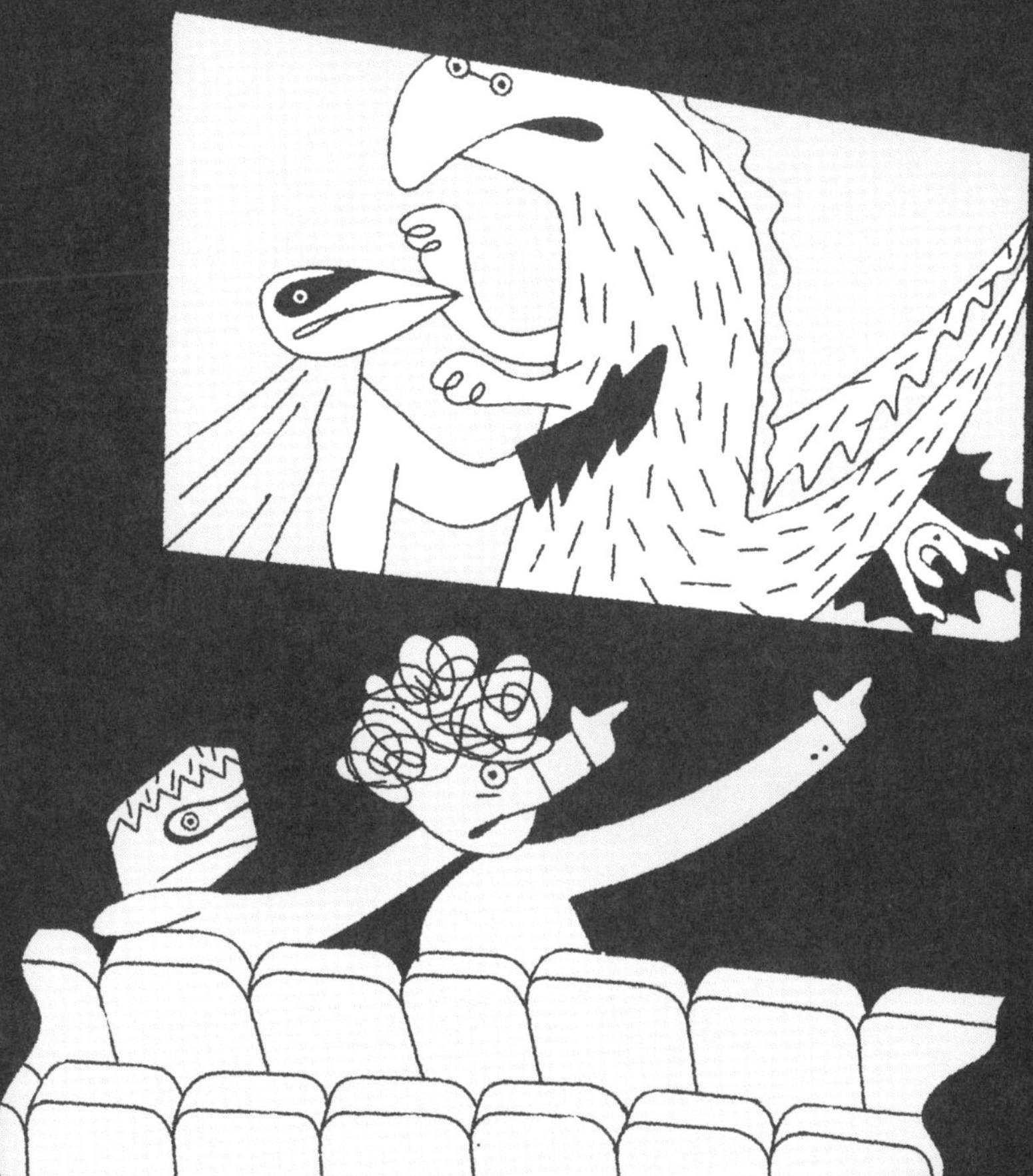

おたくの双子が出てくるのね。「本当にこの兄弟はバカだな」ってくらいバカな顔した二人（笑）。でも、この人たちは、相当なスライコレクターで、スライのことだけにくわしいから、ついに彼に有利な証拠を見つけ出してきて、裁判に勝つの。俺、それ観て感動したんだよ。

星野　感動しますよね。

いとう　ただ好きだということが唯一の価値になってるのがいいんだよね。

星野　そういう人の活躍って嬉しいですよね。

いとう　ね、ほんとに。

星野　スライおたくの兄弟みたいに、あるひとつのことにしか興味を抱けない人って、社会にうまく馴染めない人だったりするわけじゃないですか。でも僕は、そういう生きづらさを、天然で無視して突き進んでいる人に、憧れとか救いを感じてて。

いとう　そうなんだ。

星野　僕が嘱託医をしていた、やまゆり園のような知的障害〈※2〉者の入所施設や、他の、身体障害も含めた方々の入所施設、通所施設を見学させてもらう機会がときどきあるんですが、彼らが得意な作業に没頭しているのをよく見ます。たとえば驚いたのは、重度の知的障害の方が、いつもきれいに作られた段ボールの兜とかピストルを持っていたんです。売り物だと思って「どこで買ったんですか」と聞いても、言葉を喋れないので「ウッ！　ウッ！」って言って走り去ってしまいます。あるとき、その人の部屋に話をしに行ったら、こんなの見たことないというくらい精巧に作られた段ボールの小田急線が置いてあったんです。ある場所を引っ張ったらいっせいに電車のドアが開くような仕掛けもあったり、本当にすごい。で、「これ作ったんですか？」って聞いたら「ウッ！」って言いながらうなずいてたんです。僕が売り物だと思ってた作品たちはすべてその人の自作だったとわかって、ものすごく驚きました。

いとう　それって承認欲求ゼロでやってるわけでしょ？

星野　確かに社会に対して、承認してほしい！　という欲求はゼロに近いかもしれません。生活支援の職員さんに褒められたりするのは嬉しそうに見えましたが。まぁでも、もしも僕があの作品を作ったら、絶対に人に言って回りますね。

いとう　俺も絶対インスタグラムとかにアップするわ（笑）。最初は承認欲求なんて満たさなく

〈※2〉「知的障害」とは先天的または後天的な要因によって知的水準が永続的に低い状態を指します。その程度はもちろん人によりますが、たいてい一般的な社会生活への適応機能に支障をきたします。身体的な障害から支障をきたしている場合は「身体障害」というわけです（星野）

てもいいと思っていたとしても、一度それが満たされてしまうと、ついついそっちのフィールドに行っちゃう人がほとんどなんじゃないかなあ。そんな中、承認欲求ゼロの人たちを見ると、自分はなんてバカバカしいことをしてたんだって気づかされる可能性はある。

星野　さっきの段ボールの作品の人は承認欲求をほとんど持っていないと思うんですが、そうじゃない人ももちろんいます。たとえば、知的水準は低くはなく、身体的な障害がある方が多い作業所に見学に行ったときには、もともとは作業療法の一環として絵を描いたりしていたのが、「すごくいい」ってことになって、売れるようになって……。

いとう　注目浴びたり、取材されたり。

星野　そうなんです。たとえば僕が見学に行くじゃないですか。すると手が不自由なんだけど、すごくうまい絵を描く人とかが「わたし、こういう絵を描いてて……ちょっと！誰か名刺持ってきて！」とか言うんですね。ほんと営業上手というか直球というか。僕だったら多分「まぁ作業の一環で一応……」とか空気を読もうとしてしまうんですけど、そういうことはせずに、作品を評価されるということにすごくストレートなんです。雑念とか忖度とかなしにストレートなので全然嫌な感じがしなくて。

いとう　承認欲求がはっきりしてるんだね。「僕は別に目立とうと思ってないから」とか言いながら、リツイートの数を気にしてる人とは違う。

星野　そうなんですよ。そうか、こういう人たちにもやっぱり承認欲求あるよなぁと思いましたし、それぐらい「承認されること」って人間にとって魅惑的なものなんだなと改めて思いましたね。

建前も掟も気にしない現代で暮らす怖さ

いとう　星野くんが言うように、承認されることってほんと魅惑的だよね。俺は21世紀に最も人を狂わせるのは、承認欲求だと思ってる。もちろん昔も承認欲求はあったけど、そう簡単に満たせるもんじゃなかったんじゃないかな。エジソンみたいな発明王だって、みんなに認められるために努力して、「天才とは1%のひらめきと99%の努力」とか言ってたわけだし。でも今はそうじゃない。

星野　世の中の仕組みが変わってきていますからね。

いとう　そう。たとえばテロって、爆破一発で大きな変化が起こるわけだよ。それってテロリストにとっては、努力と関係なく承認欲求が満たされるってことでしょ。そして、テロを抑えようとする政治家たちも、すごく感情的になって、報復するんだとか、壁を作るんだとか言うけど、あれもテロ対策のように見えて、実際は彼ら自身の承認欲求から来るものなんだよね。戦争して、殺しあって、メディアがそれを世界中に伝えて、誰もがお互いの承認欲求を満たしあって何になるんだ？って思うよ。

星野　テロがすべて承認欲求に起因するかどうかはなんとも言えない部分があるとは思いますが、少なくとも衝動性を抑えられない、抑えなくてもいいじゃんってなってきているような気はします。外国人に向かって暴言を吐くとか、テロ行為に及ぶっていうことが、だんだん増えてきてるじゃないですか。たとえばSNSとかで乱暴な人を見かけたときに「まあ別にいいじゃん、そのくらいは」と思って見過ごしちゃうと、やっぱり退行していくんですよね。どんどん子ども返りしちゃって「だったら俺も言おう」って連鎖していって、全体的に精神年齢が下がっていく。

いとう　暴力とか暴言が嵐のように吹き荒れてる今の世界が、俺は怖くてしょうがないよ。たとえば電車に乗ってても、人の心の中はわかんないから「この人たちもヘイト側なのかな」って思ったりして、辛くなっちゃうんだよね……。

星野　暴力的なことって、本当はちょっと言いたいけど、そんなの紳士じゃないよなって感じで抑えるのが普通ですけど、近頃は「なんか言っちゃったほうがビビッドな反応があるな」っていう欲求も手伝ってか、衝動性を抑えようとしない状況が生まれつつあると思うんですよね。テロに関しても同じです。たとえばISの人たちも、さすがにここまでやったらまずいだろうって、抑えてた過去があったかもしれないけど、今はもうタガが外れて「ジハードだ」とか言って、どんどんやっちゃおうぜ、となってるような気がするんですよ。そういう世界的な退行ゆえに、衝動性が制御されなくなっていくのはすごく心配です。

いとう　「建前」がおろそかになっているのかもしれないよね。80年代ぐらいから、「建前はよくない」「本音が大事だ」ということがずいぶん言われるようになって。その行く末が反知性主義ってやつだから。幼児的でいいという考えで、大人が真面目な顔で感じたままを言う。あれは考えない子どもの意見だよ。

星野　辛口コメントみたいなものが受けるようになりましたよね。

いとう　それでも80年代は、建前もまだ相当強かったんで、本音と建前がうまい具合に対立して、そのダイナミックさが面白かったんだよ。たとえば「赤信号みんなで渡れば怖くない」って言うと、その頃はみんな笑ったわけだけど、今「みんなで渡れば怖くない」って言っても、もう誰も笑わないいんじゃないかな。だって、建前とか掟とか気にしないで渡っちゃう人がふつうに存在するからさ。

星野　あー。それは確かに……。

いとう　つまり建前がものすごく弱体化してるんだよ。「別に本音だけでいいでしょ」って。そこには、自分だけきちんとルールを守るなんて損だ、っていう感覚があるんだろうけど、それは多分、ヘイトの人の感覚でもあるんじゃないかな。「自分はこんなに我慢しているのに、○○人は得をしている、許せない」みたいな。

星野　そうですね。やっぱり、物事の背景を見ようとしないとか、本音ばかり大事にするとか、すべてのことが、社会的な退行につながるような気がします。

いとう　これは國分功一郎さんも言ってたんだけど、「自分はこんなに我慢している。だから我慢をしていない奴が許せない」〈*3〉って批判して。そもそも他者の自由を抑圧してしまうことの何がダメかって、結局、自分たちの自由も抑圧することになるからなのに。大人の考えというか、メタのレベルで考えられれば「まわりまわって自分が損するな」ってわかるはずなんだけど、とにかく今の自分が損をしないために「あいつらは得してる！」って攻撃するでしょ。

星野　将来的に自分の自由を減らすことになっても、今許せないと思ってる人の自由を減ららしてておきたいんですよね。

いとう　戦争もそう。本音しか持たない国同士がぶつかれば、戦争をせざるをえなくなって、国家の財政とか、歴史とか、仕組みとかが総崩れになっちゃう。ちょっと考えればそれは自国のためにならないってわかるはずなのに……。今の「やられたらやり返せ」っていう、建前無視の考え方って、昔のツッパリ高校生みたいだなって思う。ツッパリの言いがかりと、ほとんど変わらないよ。ツッパリ政治だよ。

星野　本当にそうですよね。どうにか対話の方向に持っていければいいんでしょうけど……難しい問題ですねこれは。

いとう　モンスタークレーマーの増加とかも同根でしょ。自分は絶対に損をしたくないとか、相手が悪い場合は何を言ってもいいんだ、っていう考え方は、まさに「本音だけ」の世界だもん。それで言うことは言うけど、言われることには慣れてないから、みんなどんどん弱腰になっていって、企業やマスコミなんかも、きちんとものを言わなくなっていく。この時代をひと言で言うなら「損をやたらに嫌う社会」、つまり嫌損社

〈※3〉『来たるべき民主主義』國分功一郎、幻冬舎新書

会だよね。みうらさんはすっごく勘のいい人だから、ここ数年「積極的に損をする！」宣言をしてる。頼まれてもいない絵を描くとか、自腹で企画を立てるとか。俺も国境なき医師団の連載はギャラなしで勝手に書いてるしね。損を嫌うと面白くなくなるから。

笑いは「欲動」をコントロールできるか？

星野　戦争については、精神分析の創始者であるフロイトも、第一次世界大戦のあとにアインシュタインとの往復書簡〈※4〉の中で書いています。アインシュタインは「どうすれば、人間を戦争という苦難から解放できるのか」という問いを投げました。そして、すべてを統治する規律を作るべきだと主張しますが、そのような機関を作るのは現実的には難しい。また、「人間には戦争せざるをえない攻撃衝動があるのではないか」ということをフロイトに問いかけます。それに対して、フロイトは、人間には誰にでも、破壊をもたらす「死の欲動」がある。こうした「欲動」を規律によって闇雲に抑えるのではなく、「文化」の発展を促せばコントロールできるはずだ、と書いているんですよ。

いとう　なるほど。抑圧より制御だと。

星野　このフロイトの考えを僕なりに解釈するとですね、たとえば、誰かにクレームを入れるときも、ふつうに怒っちゃうとブラックリストに入れられて終わり、みたいなことになってしまいますよね。じゃあ我慢すればいいかというと、そんなこともなくて、コント形式にして言うとか、そういう工夫をすればいいじゃないかと（笑）。それがユーモアであり、「文化」なのかなって。いとうさんが大好きなモンティ・パイソンだって、風刺で戦うわけじゃないですか。彼らには、政治批判をユーモアに落とし込む技術がある。

いとう　そうだね。

星野　だけど、少なくとも日本では、そういう余裕がどんどんなくなってきているような気がします。僕はお笑いには詳しくないので、浅い意見だったらすみませんって感じじゃな

〈※4〉国際連盟は、アインシュタインに、最も大切だと思われる問いについて、最も意見を交わしたい相手と意見交換するという企画を持ちかけました。彼は、テーマに戦争、相手にフロイトを選びました。アルバート・アインシュタイン、ジグムント・フロイト『ひとはなぜ戦争をするのか』（講談社学術文庫）（星野）

んですけど、雛壇でわいわいしながら面白いことを言うのがいいってことになってるじゃないですか。でも、そうなると、もうちょっと風刺の効いた、ブラックなことを言う人はあまりテレビに呼ばれないですよね。そこには、笑いの幼稚化っていうか、退行感がある気がする。なので、それこそいとうさんが、今一度シュールでブラックな笑いをやればいいのではと……。

いとう　えー!?　俺やれるかなあ（笑）。

星野　気が向きましたら是非（笑）。あ、あと、僕の父親って金正日に似てるんですよ。そして僕の誕生日は金日成と一緒なんです。

いとう　星野くん、どうしたの急に!?

星野　すみません（笑）。シュールでブラックな笑いについて話したいなと思ったら、うちの父親のことを思い出しちゃって。本当に金正日そっくりで、たまに実家に帰ると、それっぽい感じのシャツを着てたりするんで、笑っちゃうんですよね。

いとう　自分から寄せていってるのかなそれ（笑）。

星野　どうなんでしょうね（笑）。もちろん今の北朝鮮を肯定しているわけじゃないんですけど、父親を見ているうちに、なんか「あいつら殺してしまえ！」とは思えなくなるんですよね。そういうのって「ユーモアの力」なのかなと。

いとう　ああ、そういうこととか。

星野　平田オリザさんの『ヤルタ会談』という作品も、ヤルタ会談をパロディにしていて面白いんですよ。テーブルと椅子が3つ置いてあって、そこに「すたーりん」「ちゃーちる」「るーずべると」って書いてあるんです。それぞれに扮する恰腹の良い役者さんたちが、お菓子食べながら与太話的にアウシュビッツとか満州の話とか時事的な話題をダラダラしてて、誰かが席を立つと残りの二人がヒソヒソ話して「るーずべるとは新型の爆弾隠してるよね、絶対」とか言うんです。30分ちょいくらいの短い作品なんですが、笑えるし、観たあとに改めていろいろな問題について考えさせられたりもして、すごくいいなと思いました。そういった作品と出会うたび、僕は今の世界でもユーモアで争いを解決する方法がもっとあったらいいのに、と思うんですけど、少ないですよね。

いとう　ないねえ。

星野　たとえば今の日本で、モンティ・パイソンみたいな風刺的なコントって見かけないですよね。日本のテレビで風刺的な内容を扱うのが難しいのはわかる気がするんですけど、今って、テレビ以外のツールがいくらでもあるわけじゃないですか。そこでやればいいのにって思うんですよね。「このコントではこうなっているけど、実際はどうなんだ？」とか「なんか笑っちゃうな～」とか思ったりする中で、「北朝鮮攻撃しろ」みたいな気持ちが、ちょっと緩むかもしれない。そういうユーモアの効能ってあるんじゃないかと思うんです。

いとう　ちょっと前に、現代美術家の会田誠さんがビン・ラディンの真似をして喋るっていうパフォーマンスがあって、すごく似てたし面白かったんだけど、やっぱりあとから批判が出た。ユーモアって「対象から距離をとる」ということなのに、批判しちゃう人たちには、その距離が理解できないんだよ。

星野　近視眼的になってるんでしょうね、きっと。

いとう　そうなの。俺なんかは「北朝鮮からミサイルが飛んで来たら伏せろ」とか言われても「いや、本当にミサイルが飛んできたら、伏せるぐらいじゃ助かんないでしょ！」って思うけど（笑）、それはもはやツッコミでさえないのに、近視眼的な人からは、当然怒られる。

星野　僕は「伏せる前に死んでるから！」みたいなコントがあっても、いいと思うんですけどねえ。

いとう　そうだよね。本当のことを言うだけでワーッと笑いが起きるような。

星野　はい。でも、やっぱりあれですか、芸人さんやコント作家さんは、政治的なことにあまり手を出せない感じなんですか。

いとう　うーん……まあ、やれなくはないけど、ツイッターで告発されちゃう密告社会だからなあ。「危ない」みたいなレッテルを貼られて笑いにならないようにされるんだよ。昔は社会ネタがふつうだったんだけど。

星野　ああ、そうか。

いとう　SNSが何をもたらしたかって、この密告社会だと思うよ。

星野　密室芸みたいなものも成立しなくなるんですかね。

いとう　密室で政治ネタやったら共謀罪に問われる日が来るんじゃない？　実際、誰かが嬉々として密告すると思うんだ。今だって、たとえばケラリーノ・サンドロヴィッチはヒトラーや原発をテーマに、ものすごいナンセンスな演劇を作っていて本当に素晴らしいんだけど、たまにツイッターで絡まれたりしてるもんな。かといって、ツイッターでの建設的な意見もあるから無縁というのももったいないし。とはいえ、俺はもうかなり見なくなってるけどね。優れたメディアだった時期は終わってると思う。

星野　ケラさん、大変ですね……。

いとう　もし絡んでくるやつの顔が見えれば、試しに共感してみて「ああ、なるほど、あなたの言うことはちょっとわかるかもしれない」となるかもしれないけど、どこの誰ともわからないやつに絡まれるから、背景に何があるかなんてわからない。そうなると対話するのも難しくなる。

星野　複数のアカウントを使い分けている人も多いですから、ちょっとプロフィールを見たり、過去のツイートを辿っただけでは、その人の背景なんてわからないかも……いやあ、難しいですね。

「いいね！」より「うまいね！」、反射的でなく考えるために

いとう　俺は平安時代から江戸時代にかけて流行してた「落首《らくしゅ》」っていう、世間を風刺する戯《ざ》れ歌が好きなのね。どこかのお屋敷の壁に誰かが一晩で書いて、それを見た江戸の人たちが「うまいこと言った！」って口コミで広める、みたいな文化があったんだよ。

星野　理想論かもしれませんけど、落首みたいに「うまいね！」っていうので承認欲求を得られる社会になると、みんなうまいことを考えようとするんじゃないですかね。「直

接的なこと言うなんてお前ダサいよ」という感じが社会の主流になると、ちょっと考えるじゃないですか。反射的に暴言を吐くんじゃなくて、どうにかうまいこと風刺しないといけないので。

いとう　それ、すごくいいアイデアだと思う。俺はフェイスブックをやってないから、「いいね！」とかよくわかんないんだけどさ、「いいね！」の他に「うまいね！」があればいいんだよ！

星野　そっか、「うまいね！」を作ればいいのか！

いとう　「いいね！」より「うまいね！」のほうが勝って、「うまいね！」が付くやつのほうが偉いってならないと。誰かやってくれないかな。「うまいね！」ボタンを追加すればいいだけだもん、できるよね。

星野　これは認知行動療法でも重要な視点なんですけど、人間の「感情と考え」って別物なんですね。「感情」っていうのは、喜び、悲しみ、イライラとか、ひと言で言えるものです。で、フェイスブックの「いいね！」っていうのは、感情なんですよね。フェイスブックには他にも「よくないね」とか「悲しいね」とか、いろんな選択肢がありますけど、それって全部感情なんですよ。

それに対して、「うまいね！」っていうのは「考え」なんです。「あれ、これってうまいと言えるかなぁ……。あっ、やっぱうまいな！」みたいに考える時間がありますよね。こうこうこうだからうまいと思うよ、と言えるのが「うまいね！」なんです。

いとう　そうだね。

星野　感情的かつ反射的に、これはいいとか嫌だとか判断していると、いずれ「あの国ムカつくからミサイル飛ばそう！」みたいなことにつながっていってもおかしくないんですよ。

いとう　まったくその通りだわ。

星野　でも「今ミサイルのボタンを押すのって、うまいことかな？」ってなると……。

いとう　「これは歴史に残るうまさなのか？」ってことだよね（笑）。

星野　そうなりますよね。なので、「うまいね！」ボタンは結構いいかもしれないですね。

いとう　「うまいね！」ボタンみたいなのがあることによって見いだされる次世代の笑いとか批評がきっとあるはずだよ。

星野　じゃあ、とりあえず僕たちは、「いいね！」より「うまいね！」を推すってことで。

いとう　うん、そうしよう。それがいい。

その3

ゆっくりいこう、小さく話そう

発言の遅さが勇気づける可能性

星野　……たとえば何かを発言するときに、相手のことを気遣うと、発言のスピード感とかビビッドさがちょっと減るじゃないですか。つまり地味になりますよね。でも、そういう地味さってすごく大事だと思うんです。今って誰もが発言できるし、言葉にスピード感がありすぎる時代じゃないですか。それに乗れる人はいいんですけど、乗れない人は、おいてきぼり感がありますよね。

いとう　絶対あると思うよ。

星野　それをどうにかしなきゃいけないなと思っていて……難しいんですけど、まずは「おいてきぼりを食らってる人がいる」っていう意識を常に持っていたほうがいいなと……なんか、とりとめなく話していますけど(笑)。

いとう　いやいや、今のは大事な話だよ。それって俺から言わせれば、ネットがどのように人を抑圧してしまうのか、あるいは、ネットが人の欲望をどのように掻きたてるのかにつながる話だから。

星野　ああそうか、ネットの世界にもそういうことってありますね。

いとう　ネットの掻きたてる欲望がクリエイティブだった時代というのは、確実にあった。俺も、ツイッターが出てきた時代に生きてるなんてラッキーだなあ、と思っていたし。でも、この1～2年は、見ていてキツい。みんなレスポンスがいくつつくか、みたいなことに必死すぎないかなあ。その結果、悪口とか過激なこと言ったりさ……。

星野　自分の意見を強く持つとか、ゆるがないようにするとか、そういう姿勢が求められすぎていますよね。自分の意見を持つことは、もちろん大事なことなんですけど、「○か×か」「右か左か」みたいな感じで、所属する派閥をすぐ決めようとする必要はないと思います。そんなのすぐ決めなくたっていい、というか、そもそも意見がなくたっていいはずなんですよ。

いとう　前にも話したけど、時には「もやもやモード」も必要だってことだよね。

星野　そうなんです。で、そのことに関して、ひとつ思い出したことがあります。僕、去年のお正月に「新世代が解く！　ニッポンのジレンマ」（NHK）っていう番組を観たんですよ。司会が社会学者の古市憲寿さんで、他にも若手の論客がたくさんいて、とにかくすごい発言数だったんです。なんか、ツイッターみたいっていうか、SNSをリアル化したみたいだったんですよね。みんなが次から次へと「僕の分野ではこうですね」みたいな感じで、ぽんぽん意見を出してて。

いとう　みんな議論のプロだから。

星野　はい。議論に強いのは素晴らしいと思ったし、自分の意見をきちんと言えるのもすごいなって尊敬したんですけど……メンバーの中に文月悠光《ふづきゆみ》さんという若い女性の詩人がいらして、話をふられるんですけど、めっちゃ発言が遅いんですよ。詩人という職業だからなのか、彼女の個性なのかわからないんですけど、とにかくすごく遅い（笑）。でも、言葉を大事にしている気がしたし、なんというか、すごいイケイケの人たちの中に、発言が少ないっていうか、喋るのが遅いっていうか、そういう人がいたことが、なんかよかったんですよね。

いとう　遅いからこそよかった、と。

星野　そうですそうです。僕もみんながワーッと喋ってる場だと、あんまり自分の意見を言えないタイプなんですよね。だから、文月さんみたいな人が遅れをとりながらも意見を言って、その場に確かに存在しているのは、すごい夢あるなぁ、って思ったんです。

いとう　そういうマイノリティというか少数派な存在の人がしっかりと立っている感じが。やりとりの速さが重視されるようになると、みんなの話題になるべく早く追いついたほうがいい、という感覚に陥っていきがちだけど、それってどうなんだろう……。速すぎて自力じゃ追いつけないなってなったら、ものすごく注目されている人の意見をリツイートして、「俺も同じことを考えていた、俺が考えたも同然だ」みたいになりそう。それってリツイートを繰り返すことで、無意識的な自己の分裂や過大評価が起こっている状態だよね。仮面と自分のサイズが合ってないっていうか。

星野　代弁者を求める気持ちが強くなりすぎると、自分の考えが二の次になってしまうということは、あるのかなと思います。代弁者に依存してしまって、自分で考えなくなったり、自分の考えに自信が持てなくなったり。

いとう　そうするとやっぱり発言力の強い人につくのがクレバーなんだ、という感じになる。ネットによってこのスピード感が生まれちゃったのは事実だと思うんだよね。朝刊を丸一日かけてのんびり読んでいた時代には、すぐ追いついて反応するなんてことはできなかったわけだよ。だけど今は、素早く反応できちゃうし、それがいいこととされてもいる。

星野　確かに時間をかけてよく考えるってことが難しくなっていますよね。

いとう　そうなんだよ。よく考えて十分に用意していいことを言ったときには、別の話題に世間の関心が移っていて、「そのことはもうどうでもいいんだ」みたいにされちゃう。本当は、スローメディアへの信頼感ってものすごく必要だと思うんだけど、今の新聞とか論壇誌は、もはやスローメディアじゃない。すごく中途半端な位置にいて、ファストメディアに吸い取られてしまっている。

星野　中途半端というのは？

いとう　たとえば客観的な事実によらない、極めて都合のよい解釈を「オルトファクト（もうひとつの事実、都合のよい事実）」と呼ぶようになったけど、その内容をきちんと検証するときに、本当は新聞や論壇誌がスローメディアとしてがんばってくれればいいんだけど、はっきり言ってうまく機能してない。特に論壇誌は、今や目立ちたい人、売れたい人の集まりになっていて、より過激な見出しを立てるようになってる。そんなことをすればスキャンダリズムになっていくに決まっているのに……。

星野　なるほど。詳しい説明なく過激な見出しだけついていると、辛いだけで旨味のないラーメンみたいな、刺激しかないものになりますね、確かに。そうすると、見る人は中身を説明されずに、それを見たショックだけが残ってしまうけれど、作る側は過激な見出しのほうが目につくからなかなかやめられないわけですね。

いとう　そんなふうに、ものすごく簡単な理屈で今の世の中ができちゃってるのかなと思うと、俺は怖いし、絶望してしまう。前に電車に乗るのが辛いって言ったけどさ、中吊りとかキオスクで売ってる新聞や雑誌を見るのも辛い。もうひどいことが平気で書いてあるわけだよ。人種差別や性差別、暴力への肯定などなど。当然それは子どもたちも見る可能性があるわけで、人に対する憎悪とかちゃかしを日常的に見て育ってことが、一体どういう結果を生むんだろうかと思うと本当に落ち込む。なんかもうやってられないというか。しかも、そういう話ができる場所があんまりないんだよ。だから星野くんのところに行って、そういう話をしちゃうんだけど。

星野　気づかぬうちにヘイト的なものを見聞きしている子どもたちのことは、僕も心配しています。

いとう　しかもこれ、日本だけの問題じゃないんだよね。ヘイトはアメリカ、フランス、イギリス、ロシア……軒並みだよね。すごく冷静な面が目立つのは、ドイツとかカナダぐらいかも。これは指導者が持つ哲学の差なんだけど。カナダのトルドー首相の先住民やLGBTなどに対する謝罪のスピーチとかよくネットに上がるけど、ほんとに素晴らしい。結果、国家を統合の方向に持っていってるしね。ヘイトは分断を招くだけでなんにもならない。

星野　そうですね。

いとう　揶揄と憎悪の日常化って、戦争とつながってない？

星野　僕はつながっていると思いますよ。揶揄や憎悪を平気で口にする「退行」が行くところまで行くと戦争になっちゃうと考えてる人間なので。

いとう　それから、現代の戦争は過去の戦争とはもう違う。テロが戦争に格上げされちゃって、軍隊が国家を代表して戦争するというよりは、お互いバラバラに暴力をぶつけ合っている。だからいきなりイラクに行って、サダム・フセインを処刑したりできるんだよね。治外法権やりまくりなんだけど、もうそれでオッケーってことになってる。それに対して、今度はＩＳとかがテロによってモザイク的に反撃をする。そういうことの繰り返し。

星野　無法状態ですよね。

いとう　そう。こんなん見せられちゃうとさ、俺なんかは「第三次世界大戦はもう始まってるのでは？」って思っちゃう。じゃあ、俺たちはどうすればいいのかなって考えると、まずは巻き込まれないこと、なんだよね。だってテロは宣戦布告なしで始まる戦争ってことになっちゃったんだから。回避こそが反戦、非戦なんだよね。そのためには、星野くんも言っているように、すぐに答えを出さず、結論に至るまでのスピードを落とすこと。それしかないと思う。

星野　慎重になるしかないと僕も思います。この人はこう言っているけど、実は違うんじゃないかな、みたいなことを言って、みんな冷静になるのを待つしかない。いったん持ちかえる、みたいなのもいいですよね。なんか、先延ばしとか後回しにすることって、批判されがちですけど、変にインスタントな結論を出すよりずっといいんじゃないのかな、と。

いとう　急がないと手遅れになる、みたいな言葉には、あまり惑わされないほうがいい。

星野　ここで、あえて話の規模を小さくすると……リストカットをする人たちって「もう嫌だ、えい！」みたいな状況なんですが、そういう人に、「やっちゃダメだよ」って規律を振りかざしたとしても、ぜんぜん効果がないんです。でも、「今週はとりあえず3分我慢してみよっか」という感じで言うと、「3分我慢するようにしたら、10回のうち2回は切らずに済みました」となる。これって、結論を急がないってことですよね。それによって、衝動的な人が少し冷静になることもあるわけです。この「ちょっと待ってみようか」がないと、やっちゃえ、やっちゃえ、みたいな感じで、どんどん悪化していくような気がするので、少し判断に時間をかけるのは大事だと思いますね。どんくさいやつだって言われるかもしれないですけど。

いとう　なんでも速いほうがいいとか、即レス最高みたいな風潮は、どうにかしたいよね。まあ俺もせっかちだから、どっちかっていうと即レス派なんだけど（笑）。

星野　あはは（笑）。

いとう　即レスしたくてしょうがなくなったとき、星野くんみたいに「それって本当なのかな？」って考えてみることが大事なんだよね。まあ、自分で考えるのが難しそうだったら、それこそカウンセリングに行って、医者から「それ本当ですか？」って訊いてもらうのでもいいいんだけど。

星野　確かにカウンセリングって、患者さんの思考のスピードを落とすことですね。

いとう　もしツイッターに「1分機能」がついてて、ツイートが1分後に投稿されるようになったら、カーッとなって書いたことでも、58秒くらいで、「やばいやばい！　違う違う！」って消すと思うんだ。ほとんどのことは、遅らせることによって解決するんじゃないか。そう考えることは、かなり的を射ていると思う。でも結局は、いわゆる「声が大きい人たち」がスピーディかつ暴力的にふるまって、「声の小さな人たち」を支配してしまっているのが現状。

星野　そのほうがインパクトありますからね。その「1分機能」、すごくよさそうです。有事のときとかにやきもきしそうなケースはありそうですが、発想としては素晴らしいと思います。

発表しないことがもたらす豊かさ

いとう　言いたいことを言わないで内に秘めておくのもなかなかいいもんだと思うんだけどね。言ったり書いたりするとそこで終わっちゃうけど、自分の中に留めておくと、徐々に発酵してくるからね。

星野　それはありますね。発酵って言い得て妙です。しばらく留めておくと、自分の中の関係ないはずだった要素の働きで、なんとなくいい感じになっていったりしますもんね。微生物たちが人知れず働いて発酵食品を醸していくように。

いとう　俺の話をすると、この間、西日暮里《にしにっぽり》からタクシーで帰ろうとしてたら、タクシー乗り場の列に並んでいたおじさんが、近くの女の子に絡みはじめちゃったのね。そしたら、それを見ていた青年が、「俺の連れに何するんですか！」って言って助けたわけ。本当は連れじゃないんだけど、連れだったことにしてさ。そしたらおじさんが「なんだこの野郎！」とか言いながら、青年に絡みはじめちゃった。で、こういうときに限って来ないのよ、タクシーが（笑）。

星野　わ、ヒヤヒヤしますねそれ。

いとう　俺は、このおじさんをどうにかしなきゃと思って「そういうこと言うんなら、警察行こうじゃないか！」って言ってやったの。そしたら俺まで「なんだこのジジイ！」って絡まれて……俺、ジジイなんだ！　と思ったけど（笑）。

星野　いや、そこは真に受けないでくださいよ。

いとう　や、なんか新鮮な驚きがあって（笑）。そうこうするうちに、水商売の人らしき韓国のおばちゃまが、「ダメダヨ、喧嘩ハ！」って片言の日本語で入ってきて、おじさんを丸め込みはじめてさ。俺も「警察ハ話ガ大キクナルカラ、ダメ！」ってたしなめられて。おじさんに「ババアー！」とか言われながらも、一生懸命みんなを守ってくれたんだよね、煙草をひっきりなしに吸いながら。

星野　おばちゃん、カッコいいな……。

いとう　だけど俺、このことはツイッターには書かなかった。なんか、もったいなさすぎて。でも書かないことで、この体験が俺の中にすごく沁みていったんだよね。印象に残ったことはあえて書かない、って決めると、それがのちのちの人生に影響してくるっていうか。

星野　発表しないで、誰も見てないところに書くのってすごくいいと思います。僕もやってますけど。

いとう　ローカルってことだよね。

星野　はい。僕は「ポメラ」を持っていて、何か思いついたことがあったらとりあえず書くんです。でも、別に大したことじゃないですよ？　途中で終わったりもするし。でもそれでいいんです。何か感じて、SNSとかに投稿しようとすると、「作品」になるじゃないですか。でも、そんなことをする必要ないんですよ。なんとなく、作品化するほうが偉いって思っちゃいますけど、ローカルに留めておくことで見えてくるものもあると思います。

いとう　ほんとそう。俺なんか、誰に見せるわけでもなくスマホにメモして、しかも見返すこととなく忘れちゃってるぐらいだからね（笑）。

その4

二人きりでお茶をするように

「小説」はスローな暮らしから生まれる

いとう　最近、小説家の奥泉光さんと話していたら、俺とみうらさんのラジオ番組を聴いてくれてることが判明したんだけど、「振り返ってみると、何を喋っていたかひとつも覚えてない！　そこが面白いんだ！」って言ってた（笑）。俺とみうらさんは、始めるとも言わないし、終わるとも言わない、まさにフリートークをやってるの。なんで奥泉さんがそれを面白いと感じるかっていうと、たぶん俺らのトークがすごく「小説」的だからだと思う。

星野　小説ですか!?

いとう　うん。あらかじめ構造がかっちり決まっていて、物語がこう盛り上がってこう終わりました、っていうのが「物語」で、微細に変化する文体なり語り方なりのタッチそれ自体を読ませるのが「小説」だと俺は考えてるから。

星野　物語と小説の違いって、一般にはあまり知られていないかもしれないですね。

いとう　ふたつは似ているようで、まったく違うよ。俺が書きたいのは物語じゃなくて小説。つまりタッチを書きたいわけ。そのためには、すごく単純なことだけど、実生活のタッチをより鋭敏に感じて生きるしかない。

星野　実生活のタッチ、ですか。

いとう　そう。たとえば、俺はベランダ園芸をやってるじゃない？　そうするとね、芽が出てきたときとか、素直に嬉しいわけ。だけど、それを写真に撮ってSNSに上げちゃうと、すぐヴァーチャル化しちゃって、自分の生活が自分から離れていっちゃう気がする。だからそれをやめて、「芽、いいわあ」って言いながら何回も見て、水をやるようにしてる。

星野　インスタントに完結させるのではなくて、なるべくじっくりいろんな角度から愛でるわけですね。

いとう　そうそう。ヴァーチャルなものによって自分の生活が豊かになったり、守られたりすると思いきや、そうじゃなくて、毒みたいに自分を覆っているのかもと思っててさ……まあ、それは俺の感じ方なんだけど。

星野　いい小説を書くためにのんびり水やりするるって面白いですね。

いとう　そういうことをしていても、書いてるうちについ構造を作っちゃって、物語になっていっちゃうということはあるんだけどね。ひたすら繊細に何かが書かれていても、それはそれで面白くないからさ。ケレン味もあって、タッチもあって、みたいなのが一番いい。そう考えると、谷崎潤一郎ってやっぱりすごいなと思う。『痴人の愛』って、ナオミというものすごい扇情的な女と、その女に振り回される譲治という男が出てくる話で、物語の部分は大いにあるんだけど、あれが面白いのは、やっぱり細部の描写がすごいからなんだよ。ああいうの、読まないいんじゃないかな、今の子は。

星野　読まないですよね、多分。

いとう　若い人こそ谷崎を読んでみたらいいのになあ。『春琴抄』なんて、目の見えないきれいな女の人が出てきて、言ってみれば、とんでもなく差別的な関心をもって始まる話なんだけど、読んでいるうちに、目の見えない人の「耳の世界」が迫ってくる。読者にもそれが聞こえてきちゃう、みたいな瞬間があって、ぐっとくるんだよね。

星野　それって谷崎作品の「解像度が高い」ってことなんじゃないですか？

いとう　そうそう、そうなんだよ。

星野　僕は、解像度をなるべく高めて物事を立体的に考えるのって、すごく楽しいと思っています。植物だったら、「これって根が生えてきたら、たしか中にはこういう管が通ってるんだよな、図鑑で見たな」とか「見えないけど土には菌がいるな」みたいなことを考えるのが好きなんです。なんというか、ないことにしているけど実はある、みたいな部分をいっぱい想像するのが面白い。

いとう　植物エッセイ（『ボタニカル・ライフ―植物生活―』）を書いてた頃は、「おっ、これ面白いから書こう」と思っても、いざ書きはじめると、あんまり書けないの。で、慌ててベランダに出て、植物をじーっと見るわけよ。この色って、こんなグラデーションだったんだ、とか、赤い色素がちょっとでてるぞ、とか。見えてなかったところが見えてくる。それはまさに物事を立体的に考えること、つまりアナログに移行することだよね。「0か1か」の二値的なデジタルから、もっと多値的なアナログへ移行するわけだよ。

星野　そうですね。

いとう　観察するだけなら、スマホで写真を撮ってそれを見るという手もある。でも、それをやっちゃうと、ハッとした瞬間にシャッター押して、それで満足しちゃう気がするんだ。それって、対象にアクセスしているように見えて、むしろアクセスから遠ざかってるとも言えるわけで、細かいことに気づかなくなる。そうなると、あれこれ記録してはいるけど、実は何も見ないで一日を過ごしてたに等しい、ってこともありえる。これってものすごい逆転現象だよね。

星野　ふつうにしていると、感じられないこととか、見えていないことっていうのは絶対あるんですよね。でも、対象をより立体的に知ると、気持ちが入るじゃないですか。そうすると、対象の側にいけるっていうか。まぁすべての物事に対してそんなことはやってられませんけど、大事だなとは思います。

いとう　ほんとにそう。

星野　小説でもなんでもいいんですけど、物事を深めたらより面白い、見た目以上に深い世界があるんだ、みたいなことがわかるといい。とりあえず、物事が立体的に見えればいいわけです。僕は日本酒がすごく好きで、最初の頃は、銘柄とか、何年に造られたかをチェックして、「コシもしっかりしていて、キレますね〜」みたいなことを言ってたんです。でも、あるときふと、「日本酒ってどうやってできているんだろう?」と思って、日本酒の造り方を調べたら「発酵だ!」ってなって、今度は発酵の勉強をしはじめた。そうすると、菌に詳しくなるじゃないですか……それでさっき、植物を見ると土の中にいる菌のこと考えちゃうとか言ったんですけど(笑)。

いとう　菌ってほんとにすごいよね。

星野　はい。生酒とか飲むと「こうして飲んでいる今も酵母はがんばってるんだな〜」みたいな愛で方になっていくんですよね（笑）。だから、好きなものを深めると、ぱっと見ではわからないものがあるってわかるし、他のものも深めてみたくなるんじゃないかなと思うんですが。

いとう　趣味ひとつとっても、付き合い方次第で、世界の見え方はけっこう変わる。生活の中のちょっとしたことでも、あんまりバカにしないほうがいいよね。

星野　ですね。

お茶をしよう！

いとう　……ちょっと思ったんだけど、アナログかつスローであることがいいってことはさ、「サシ」で飲みながら結論の出ない話をするのって、精神衛生上いいんじゃないの？　星野くんはそういうことする？

星野　僕は□□□《クチロロ》の三浦康嗣くんとよくサシ飲みしますよ。特になんの話もしてないんですけど、下らない話で5時間とか飲めます。

いとう　いいよね、そういうの。一対一であることの贅沢さってメールやLINEが保証してくれるようにも思えるけど、あれって完全に一対一なわけではなく、こっちの人とやりとりしながら、あっちの人とスタンプを送り合ってたりして、結局は複数の会話が同時進行しちゃう。そういう意味では、直接会って一対一で話せる友達って、やっぱり大事だよ。

星野　本当ですね。

いとう　でもさ、一対一で会ってる女の人はよく見るけど、一対一の男の人はあんまり見ない気がする。男たち、もっとお茶すればいいのになあ。俺にはみうらさんという友達がいて、「いとうさんと二人がいいんだ」とか言ってくるから、二人で寺行って、途中でお茶したりするんだけど(笑)。「どうする? ここ入ってみようか」ってデパートとかにも入って、だらだら買いもしない商品いちいち見て喋って、道草してんの。でも楽しいんだよそれって。

星野　いとうさん、自分のことせっかちとか即レス派とか言うわりに、みうらさんと長時間お茶するのは平気なんですね。ちょっと意外です。

いとう　あ、ほんとだ……なんか……なんなんだろうな俺って(笑)。

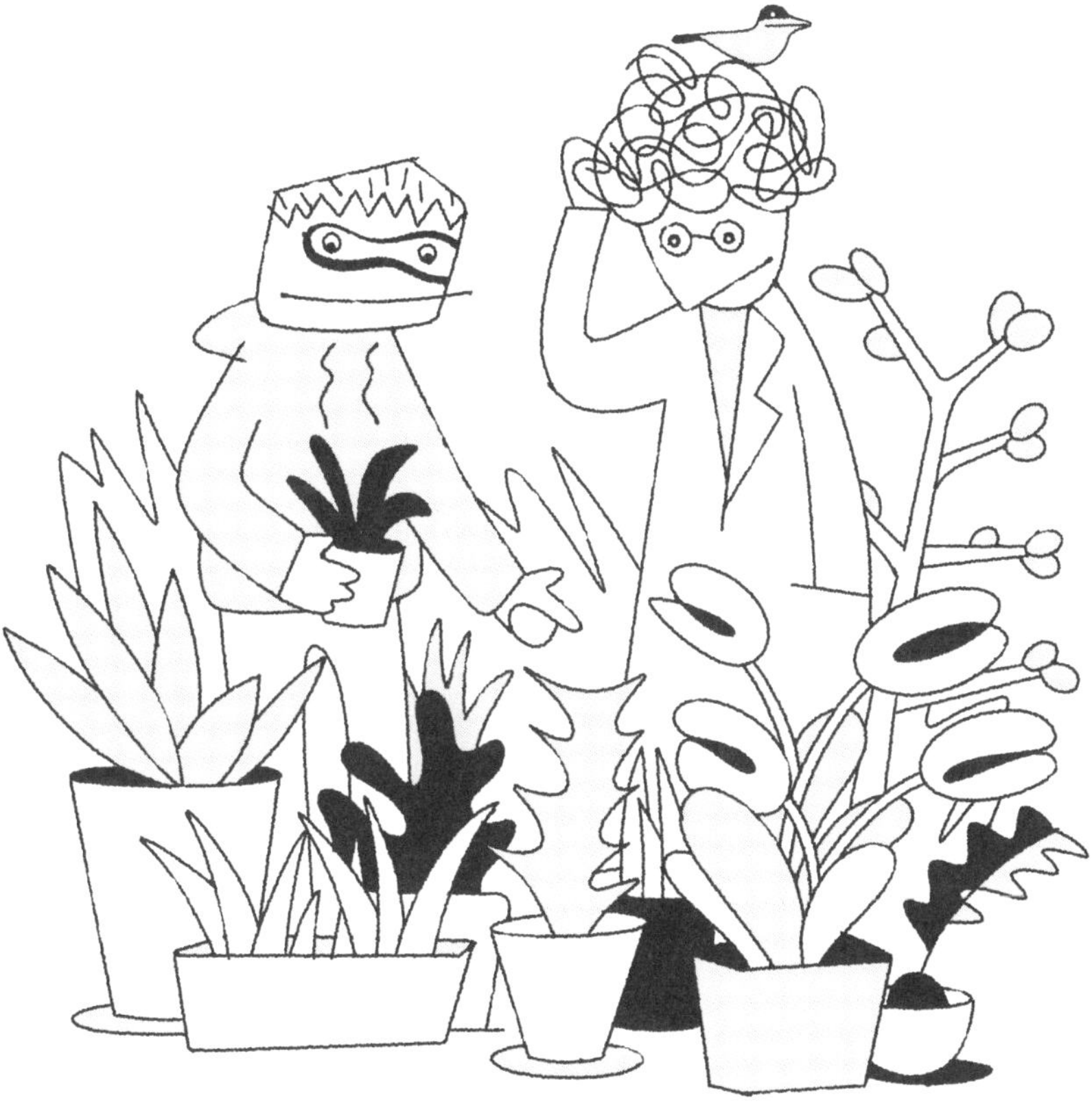

星野　なんだと思いますか？

いとう　俺、ＳＮＳとかの手っとりばやさも大好きなんだけど、一方にどこにもアップされない友達との一対一のなんの結論もない会話があればこそなのかもね。そもそも星野くんのところに行ってカウンセリングしてもらうのも、そのひとつなんだよね。

星野　そういう、友達となんの結論もない会話をするとかって、考えようによってはムダなことですよね。でも人ってムダなことができるとき、間違いなく安心しています。「別に何も得られなくってもいいや、楽だし」ってリラックスしているんだと思います。カウンセリングも近いところがあります。はじめのほうは患者さんは「取れ高の高い話をしなければならない」って気合いを入れすぎちゃうことも多いので、逆に疲れちゃうこともあるかもしれません。でも、だんだん慣れて、医師や心理士との関係ができてくると、カウンセリングの場所自体が安全地帯になって、別にその日に特別に何かを持って帰れるわけではないけどなんとなく定期的に行くようになる。まぁカウンセリング技法の種類にもよりますが、いとうさんにとってそんな感じになっているとしたら主治医冥利に尽きますね（笑）。

いとう　よく「私もみうらさんみたいな友達が欲しい」とか「仲のいい二人組になりたい」って言われるんだけど、俺、精神医学や心理学がそのかわりになるといいと思ってるんだよ。カウンセリングがたいそうなことじゃなくて、プライベートには立ち入ってこない友達との会話だと考えれば、きっと暮らしが楽になると思うんだよ。もちろんそれとは別に友達ができればそれは鬼に金棒でさ。どっちが鬼で金棒かわかんないけど（笑）。

ここまでで単行本としては終了だけど、もちろん星野くんの僕への診療はこれからも続く。別に続けることが義務なわけでもなく、これまで少しずつ自分のことを打ち明けてきて、せっかく理解してもらっているのを断ち切るいわれもない。

そういう関係はどこかで友人にも似ているが、友人が客観性を保とうと努力するわけでもなく、必ず「共感」してくれるとも限らない。つまり職業的な技術というものを友人が持つはずがないのだ。守秘義務のある友人というものもないわけで。

ということで、カウンセリングを挟んでの医師と患者というのは、なかなか特殊な人間関係の中にいる。親身なことでは家族に似ているし、気軽に話せることでは友人に、と思うけれども時間制限も金銭関係も発生している。だいたい診察室を出れば、また別の関係になるだろう。

患者側からすれば、これは「インスタント」である。医師と話しあう部屋の中の時空間は、患者としてはその場限りであっていい。もし言ったことの責任が生じるとすれば、それは医師側が覚えていればいいことなのだ。

これは忘れっぽかったり、考えがちょいちょい変わる僕としては、実にありがたい。「良い患者」であることへのプレッシャーはなるべく投げ捨てて、聞かれたことに素直に答え、時には自分から思いもよらない話を展開してしまっていいなんて、炎上しないSNSみたいなものじゃないか。

インターネットの中で互いを監視しあう社会ができあがってしまって、僕たちは大変窮屈になっている。がゆえに、大向こうのウケを狙って暴れてみせたりする露悪的なことも絶えない。しかし、それらはすべて「自分を監視する相手がいる」ことを前提としていて、「ただただ話を聞いてくれる」という気楽さを失った状況なのである。

ところがカウンセリングの部屋では、どんな発言も許される（はずである）。少なくとも発言をさらされて傷つけられることがない。もし自分を責める存在があるとすれば、医師経由での自己そのものに違いない。ああ、あんなこと言っちゃったのはよくなかったなあなどと、時間差で軌道修正することができるのはありがたい限りだ。

むろん医師個人との相性もあるにせよ、だから僕は「悩む前に出かけよう」と言いたくてこの本を企画したのである。「悩んだあとでは遅い」くらいの話で、ちょうどいい「インスタント」さの相手をあらかじめ探しておくことで、いざというときに助かる。

このへんが難しいところで、患者は基本的に「弱った」から医師のもとへ行く。弱っているとき、人は判断力も低下しているし、行動力も同じことだ。となると、医師とともに治癒していく方向づけを間違えてしまいやすいのだ。

てなことで、基本的に「たいして弱っていない」タイミングこそが、医師探しのベストな機会ということになる。まあ、僕だってたまたまバンドの関係で星野くんと出会っただけなので、えらそうなことは言えないんだけど。

さて、カウンセリンググルーム以外の、周囲に編集者加藤くんやライターのトミヤマさんや自分のマネージャーがいる中で、僕は星野くんのセッションを受けた。当然、そこにはなんらかのバイアスがかかっているから、ふだん病院で話すのと内容も口調も違っていたかもしれない。それでも僕たちが話し続けたのは、「現実がきついと思っている人の多さ」を十二分に知っているからで、それは自分たちもまたきついと思っているからだろう。

精神医学の知見がそのきつさへの心理的投薬みたいになればいい、と僕は考えており、これはひとつには「言葉が心を救うかどうか」という問題を含んでいる。僕は僕で「言葉の人間」として、どういう話しかけ方なら「きつい現実」を「少しだけゆるい現実」にできるだろうかと思案していたのだ。答えはすべて星野くん頼りで、自分から解答が出るとはまったく思っていないところが僕の無責任さなのだが、これで特に問題もなく人生をやり過ごしてきてしまったので仕方がない。

ただ、この本のための幾つかの対談での星野くんの「言葉」が、実は僕の思考に大きく関与したのは驚くべき事実だった。例えばこの対談をする間に自分は世界あちこちの「国境なき医師団」を取材していたのだが、現場で強く有効に働いているのが「共感」であることに感銘を受け、そのことを『「国境なき医師団」を見に行く』（講談社）の後半しきりに書きとめている。

また、世界取材がひと段落してすぐ、東京新聞で「話を聞きに福島へ」という月一連載を始めたのも、星野くんから「傾聴」の重要性を聞いたからに違いない。なにしろその連載で僕は自分の意見を言うつもりがなく、福島に暮らす人たちからひたすら話を聞きたいと考えたのだ。実際は『想像ラジオ』（河出文庫）という小説を書いたあと、東北の書店を回った折にその「ひたすら話を聞」く必要性はぼんやり頭に浮かんでいた。もはやラジオのように話すべきは被災地の人々で、僕の小説の主人公ではないと考えたのだ。

しかし、その耳の傾け方の繊細さ、粘り強さみたいなものについて僕はよく思考してこなかった気がする。そして、星野くんのやり方を真似ることで行動に移すことができたのだ。この連載がどう続くかは東京新聞次第だが、もし終わったとしても同じことは各メディアで続けるつもりで、これはつまり「僕と星野くんの関係」みたいに、単行本になったからといって変わらないわけである。「傾聴」する立場が変わっているだけで。

ということで対談をしている期間、自分はそこで話される言葉にずいぶん影響を受けた。受けるとすぐ行動するのは僕の習い性なので、同じことを読者の皆さんに薦めるわけにもいかないが、しかし対談を読んでいただくことによってあなたの「きつい現実」が「少しゆるい現実」に変化したり、あるいはあなた自身が「ひたすら話を聞」ける人物になっていたりするならばそれ以上喜ばしいことはない。

この単行本作りを通して僕にもそういうことが起きたのだから、あなたにもなんらか変わり目が来るんじゃないかと、こっちは勝手に信じています。どうかそうでありますよう。

僕たちのある意味とりとめもない話をまとめてくれたトミヤマユキコさん、「話を本にしたいのだがリトルモアがやるべきだ」と突然仕事を押しつけられた加藤基くん、そして誰よりもつねに僕の思いつきに付きあってくれる主治医・星野概念氏、さらに読者諸君に感謝を申し上げて、日常に帰っていこうかと思う。

どうもありがとう。

ではまた明日も。

いとうせいこう

ラブというブックガイド（参考文献一覧にかえて）

星野概念

『こころの処方箋』河合隼雄、新潮文庫

知らないうちに僕のバイブルになっていた本です。言われてみれば当たり前なのに、読むたびにハッとさせられる、処方箋のような55のエッセイが掲載されています。一つ目の題名「人の心などわかるはずがない」にはじまり、「マジメも休み休み言え」「心のなかの勝負は51対49のことが多い」「ものごとは努力によって解決しない」「うそは常備薬　真実は劇薬」「道草によってこそ「道」の味がわかる」などなど、「うまいね！」で溢れています。

『心と向き合う臨床心理学』和田秀樹、朝日新聞出版

臨床心理学の入門書の入門書という感じの本です。精神科医や臨床心理士がよってたつ臨床心理学の全体を、大きな偏りなく見渡すことができるでしょう。たった200ページほどでこんなに網羅的に、わかりやすく、エッセンスを解説した本は他にはないかもしれません。

『技を育む』神田橋條治、中山書店

神田橋先生の、失敗や不安の多かった精神科医としての船出の時代から、奥義とも言える技を育むまでの独特すぎる研鑽の軌跡が刻まれています。他の著作についても所々に記されているので、神田橋先生にはじめて興味を抱いた方にも良い指針になると思います。先生の素敵な日本語感覚と、天才の思考をのぞける喜びにハマってしまうと抜けられません。

『治療のこころ　巻1・対話するふたり』神田橋條治、花クリニック神田橋研究会

神田橋研究会という、神田橋先生がスーパーヴァイザーをする研究会があります。創設はなんと1983年！　僕は数年前から参加しています。会は、本題に入る前に、まるで落語の枕のような神田橋先生の小話から始まるのですが、それだけを収録したのがこの本です（現在、巻22まで）。巻1は、サブタイトルからして『ラブという薬』と呼応します。内容も、他者の身になる話や、ノンバーバルに関する話など本書でも話したテーマが出てきます。それぞれの話は長くて5ページ程度ですが、読むほどに脳が忙しくなって、いい意味で疲れる小話集。

『精神療法の基本：支持から認知行動療法まで』堀越勝・野村俊明、医学書院

「精神療法（心理療法）の基本」が詰まっています。アメリカの精

神療法（心理療法）の専門家としての資格「クリニカルサイコロジスト」をもつ著者が、コミュニケーションの基本から認知行動療法まで、ロジカルにわかりやすく説明しています。なんとなく行ってきたコミュニケーションにも型があるなんて、と驚きを覚えました。僕が通った認知行動療法のワークショップの講師が堀越先生だったこともあり、隅から隅まで参考になり、沁みる本です。

『認知行動療法と精神分析が出会ったら―こころの臨床達人対談―』

伊藤絵美・藤山直樹、岩崎学術出版社

認知行動療法の先駆者・ジュディス・ベック先生の著作を訳されている伊藤絵美先生と、精神分析の大家である藤山直樹先生の対談です。それぞれの分野での仕事が非常にわかりやすく解説されているし、それぞれが療法の違いを比較しているのもおもしろいです。また、認知行動療法についてもっと知りたいなら、伊藤先生も訳者のひとりである『認知行動療法実践ガイド：基礎から応用まで―ジュディス・ベックの認知行動療法テキスト―』（星和書店）がおすすめ。約500ページと分厚い専門書ですが読みにくさは感じません。

『内科医のための精神症状の見方と対応』

宮岡等、医学書院

精神疾患における「外因性」「内因性」「心因性」の考え方をさらに知りたいなら、この本の最初の章にとてもわかりやすく書かれています。僕も、研修医がローテーションしてくるたびに、まずその章を読んでもらっています。

『海　馬―脳は疲れない―』

池谷裕二・糸井重里、新潮文庫

大学6年生のときにバンド活動に夢中になって、医者にならなくてもいいかと考えていたときにこの本に出会いました。新進気鋭の脳研究者だった池谷裕二先生の、脳や記憶の話は鮮烈で、それをきっかけに精神科医を志しました。脳にまつわる知識だけではなく、いろいろなことに目を向けながら生きていく勇気も、脳科学的な視点から与えてくれます。

「みんなの当事者研究」

熊谷晋一郎編、金剛出版

統合失調症や発達障害、依存症などさまざまな方々が抱える生きづらさ……。これまで僕はそれらの内実をできる限り知るべく、日々対話を意識してきました。一方で、やはり「症状」ではあるので、最終的には薬物療法を中心に取り除くことがよいとも考えてきました。でも、この本で症状の当事者による当事者研究を読むと、その体験はとても複雑で、たとえば症状に見えるからといって、すべてを取り除けばいいわけでもないことをはじめて知りました。凝り固まった自分の目線だけではなく、いろいろな目線を持つ大切さを改めて感じます。

ラブという薬

2018年2月26日 初版第1刷発行
2019年4月13日　　第3刷発行

著　者　いとうせいこう、星野概念
構　成　トミヤマユキコ
ブックデザイン　吉岡秀典（セプテンバーカウボーイ）
イラスト　オオクボリュウ
編　集　加藤基

発行者　孫家邦
発行所　株式会社リトルモア
〒151-0051
東京都渋谷区千駄ヶ谷3-56-6
Tel.03-3401-1042
Fax.03-3401-1052
www.littlemore.co.jp

印刷・製本所　中央精版印刷株式会社

ISBN978-4-89815-473-1 C0095

いとうせいこう

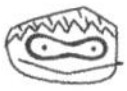

1961年、東京都生まれ。編集者を経て、作家、クリエーターとして、活字・映像・音楽・舞台など、多方面で活躍。『ボタニカル・ライフ―植物生活―』で第15回講談社エッセイ賞受賞。『想像ラジオ』が三島賞、芥川賞候補となり、第35回野間文芸新人賞を受賞。他の著書に『ノーライフキング』『鼻に挟み撃ち』『我々の恋愛』『どんぶらこ』『「国境なき医師団」を見に行く』『小説禁止令に賛同する』など。

星《ほし》野《の》概《がい》念《ねん》

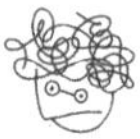

精神科医・ミュージシャンなど。主な連載に、「めし場の処方箋」（Yahoo! ライフマガジン）、「本の診察室」（雑誌「BRUTUS」）など。音楽活動は、コーラスグループ星野概念実験室、ユニットJOYZ、タマ伸也氏（ポカスカジャン）とのユニット「肯定s」の他、□□□《クチロロ》のサポートギターなども。